顔面神経麻痺

診療ガイドライン 2023年版

Clinical Practice Guidelines for Facial Nerve Paralysis 2023

日本顔面神経学会 ｜ 編
Japan Society of Facial Nerve Research

金原出版株式会社

ガイドライン作成委員会

ガイドライン作成グループ

編集責任者	中川　尚志	九州大学大学院医学研究院耳鼻咽喉科
編集委員長	羽藤　直人	愛媛大学医学部耳鼻咽喉科・頭頸部外科
編集委員	笠原　　隆	東海大学医学部専門診療学系リハビリテーション科学
	粕谷　大智	新潟医療福祉大学リハビリテーション学部鍼灸健康学科
	信太　賢治	昭和大学横浜市北部病院麻酔科
	田邉　牧人	耳鼻咽喉科サージクリニック老木医院
	仲野　春樹	大阪医科薬科大学総合医学講座リハビリテーション医学教室
	萩森　伸一	大阪医科薬科大学医学部耳鼻咽喉科・頭頸部外科学教室
	濵田　昌史	東海大学医学部専門診療学系耳鼻咽喉科・頭頸部外科学
	林　　礼人	横浜市立大学医学部形成外科学教室
	古田　　康	手稲渓仁会病院耳鼻咽喉科・頭頸部外科
	松田　　健	新潟大学医学部形成外科
	森嶋　直人	豊橋市民病院リハビリテーション技術室
	山田武千代	秋田大学医学部耳鼻咽喉科頭頸部外科

システマティックレビュー (SR) チーム

SR責任者	藤原　崇志	倉敷中央病院耳鼻咽喉科
SR担当者	飴矢　美里	愛媛大学医学部耳鼻咽喉科・頭頸部外科
	真田　将太	豊橋市民病院リハビリテーション技術室
	立花　慶太	大阪労災病院中央リハビリテーション部
	辻本　　康	おく内科・在宅クリニック
	東福寺早織	東海大学医学部付属病院リハビリテーション技術科

編　集

日本顔面神経学会

承　認

一般社団法人　日本耳鼻咽喉科頭頸部外科学会

『顔面神経麻痺診療ガイドライン』の発刊にあたって

　日本顔面神経研究会から『顔面神経麻痺診療の手引―Bell麻痺とHunt症候群―2011年版』が発刊されて，12年が経ちました。その間に研究会は学会となり，新たな知見も増えました。一方，顔面神経麻痺の診療を正しい知識をもって行っていない医療機関が，まだ残っています。後遺障害の病的運動を促進する電気刺激治療をリハビリに使用しているところもあります。当時の運営委員長である村上信五先生が述べられているように，"顔面神経麻痺は致死的疾患ではありませんが，醜貌をきたすため，精神面や社会生活に大きく影響を与えます"。患者さんのQOLを左右する正確な知識の普及は学会の使命です。

　今回のガイドラインは複数の課題を中心に改訂を行いました。『手引』ではBell麻痺とHunt症候群に絞っていましたが，今回は外傷性麻痺を加えました。リハビリテーション治療は急性期，回復期，生活期に分け，患者さんの状態により何を目標にすべきか，明確にしました。形成外科的治療をより詳細な内容にしています。顔面神経麻痺というキーワードで検索すると，鍼灸院によるサイトが多数ヒットします。このことを踏まえ，2022年より始まった認定制度では鍼灸師も「顔面神経麻痺リハビリテーション指導士」の資格の対象とし，本書では鍼治療の内容を加えました。医療安全面への配慮，小児，妊婦，高齢者，糖尿病等の合併症を有する患者さんへの治療について，注意事項という章を設けました。効果判定もわかりやすいように章立てしています。

　本ガイドラインは，治療の標準化を目指した学会認定の「顔面神経麻痺相談医」「顔面神経麻痺リハビリテーション指導士」のテキストです。また顔面神経麻痺研究を志す医療者には，通読することで顔面神経麻痺の治療がどこまで確立しているか，またどのような点が不足しているのかも明確化される教科書にもなっています。

　本書が，顔面神経麻痺の患者さんが，全国どこにおいても質が担保された医療を受けることができるようになるためのガイドラインになることを祈念しています。

令和5（2023）年5月

日本顔面神経学会理事長
九州大学大学院医学研究院耳鼻咽喉科学分野教授

中川 尚志

2023年版　序

　2011年発刊の前回『顔面神経麻痺診療の手引—Bell麻痺とHunt症候群—2011年版』から干支一回りした2023年，満を持して「ガイドライン」として顔面神経麻痺診療のバイブルをお届けいたします。18のClinical Questionに対して，しっかりとしたSystematic Reviewを実施いたしました。長年にわたり顔面神経麻痺の診療に携わってきた各診療科のエキスパートで構成するガイドライン作成委員会の合議によって，各Clinical Questionに対する推奨度を決定いたしました。顔面神経麻痺への治療法として，顔面神経減荷手術やステロイド鼓室内投与が，ガイドラインで推奨されたのは世界初です。また，形成外科的治療やリハビリテーション治療，鍼治療やボツリヌス毒素治療も新たに推奨となりました。これは，旧研究会時代から日本顔面神経学会が蓄積してきたエビデンスの賜であり，同学会の機関紙である『Facial Nerve Research Japan』には，このガイドラインに至る足跡が刻まれています。

　本書は，顔面神経診療に携わる全ての方々に必読の一冊です。じっくりと手に取り，隅々までご覧いただきたいと思います。本書がBell麻痺，Ramsay Hunt症候群と外傷性顔面神経麻痺の日常診療において，皆様の拠り所となることを祈願しています。

2023年5月

顔面神経麻痺診療ガイドライン　編集委員長
愛媛大学大学院医学系研究科耳鼻咽喉科・頭頸部外科教授

羽藤 直人

顔面神経麻痺診療の手引（2011 年版）の発刊にあたって

　日本顔面神経研究会は内科，耳鼻咽喉科，形成外科，脳神経外科，麻酔科，リハビリテーション科などの臨床医と基礎医学者が顔面神経麻痺について横断的に研究する会として 1978 年に発足し，多くの研究成果が本研究会から生まれ，国際的にも高く評価されています。このたび，日本顔面神経研究会から『顔面神経麻痺診療の手引』を発刊しました。

　顔面神経麻痺は致死的疾患ではありませんが，醜貌をきたすため，精神面や社会生活に大きく影響を与えます。また，頻度も比較的高く，原因も多岐にわたることから，その診療には内科，耳鼻咽喉科，形成外科，脳神経外科，麻酔科，リハビリテーション科などの多くの診療科が携わっています。治療に関しても薬物療法，理学療法，手術療法などの選択肢があり，診療科内外を問わず必ずしも統一的な治療が施行されていないのが現状です。なかでも，Bell 麻痺と Ramsay Hunt 症候群は末梢性顔面神経麻痺の 7 割以上を占め，重症例は完治せず，種々の後遺症を残すことから，早期診断と適切な治療が大切です。本手引き書は，顔面神経麻痺に関する一般的知識と Bell 麻痺と Hunt 症候群を中心に，早期診断による最適な治療を施行し，麻痺の回復を促し，ひいては患者さんの QOL を向上させる目的で作成しました。

　本書の執筆者は日本顔面神経研究会の主要メンバーで，長年にわたり顔面神経麻痺の診療に携わってきた各診療科のエキスパートです。昨今，多くの疾患においてエビデンスに基づいた標準治療を目指した診療や治療のガイドラインが作成されています。しかし，Bell 麻痺と Hunt 症候群，特に Bell 麻痺は自然治癒傾向が高く，また，客観的で統一された世界共通の麻痺の評価法もないため，治療に関して RCT をクリアしたエビデンスレベルの高い臨床研究はそれほど多くはありません。そこで，本書の発刊にあたっては，エビデンスを最重視するとともに，エビデンスが不確実なものに関しては執筆者全員で討論し作成しました。そして，作成した原稿は日本顔面神経研究会のホームページ上に公開し，会員からパブリックコメントを募集し，最終的に日本顔面神経研究会のコンセンサスとしてまとめ上げました。したがって，本書はエビデンスに基づいた標準治療というよりはむしろ，経験豊かな専門家が学術的知識をもとに，現在施行できる最良の治療を紹介する手引き書であるといえます。

　本書が Bell 麻痺と Hunt 症候群の診療において，最新の診断と治療を提供する手引き書になることを祈願しています。

　平成 23 年 3 月

日本顔面神経研究会運営委員長
名古屋市立大学耳鼻咽喉・頭頸部外科教授　　村上　信五

目 次

▷ CQ・推奨一覧

C Q		推 奨	推奨の強さ	エビデンスの確実性
CQ1-1 p.67	Bell麻痺に通常量のステロイド全身投与は有効か？	全重症度（軽症〜重症）の急性期Bell麻痺患者へ顔面神経麻痺治癒のため，通常量のステロイド全身投与を行うことを強く推奨する。　[投票結果：100.0%（14/14）]	強い	⊕⊕⊕⊖
CQ1-2 p.71	Bell麻痺に高用量のステロイド全身投与は有効か？	1）軽症〜中等症の急性期Bell麻痺患者へ顔面神経麻痺治癒のため，高用量ステロイド全身投与を行わないことを弱く推奨する。　[投票合意率：100.0%（15/15）]	弱い	⊕⊖⊖⊖
		2）重症の急性期Bell麻痺患者へ顔面神経麻痺治癒のため，高用量ステロイド全身投与を行うことを弱く推奨する。　[投票合意率：100.0%（15/15）]	弱い	⊕⊖⊖⊖
CQ1-3 p.73	Bell麻痺にステロイド鼓室内投与は有効か？	1）軽症〜中等症の急性期Bell麻痺患者へ顔面神経麻痺治癒のため，通常量のステロイド全身投与に加え，ステロイド鼓室内投与を行うことは，現時点では介入の是非の決断を支持するエビデンスが不十分である。 　[投票合意率：100.0%（14/14）]	N/A	⊕⊖⊖⊖
		2）重症の急性期Bell麻痺患者へ顔面神経麻痺治癒のため，通常量のステロイド全身投与に加え，ステロイド鼓室内投与を行うことを弱く推奨する。 　[投票合意率：100.0%（15/15）]	弱い	⊕⊖⊖⊖
CQ1-4 p.76	Bell麻痺に抗ウイルス薬をステロイド全身投与に併用することは有効か？	1）軽症〜中等症の急性期Bell麻痺患者へ顔面神経麻痺治癒のため，通常量のステロイド全身投与に加え，抗ウイルス薬を投与することを弱く推奨する。 　[投票合意率：100.0%（15/15）]	弱い	⊕⊕⊖⊖
		2）重症の急性期Bell麻痺患者へ顔面神経麻痺治癒のため，通常量のステロイド全身投与に加え，抗ウイルス薬を投与することを弱く推奨する。 　[投票合意率：100.0%（15/15）]	弱い	⊕⊕⊖⊖
CQ1-5 p.80	Bell麻痺に顔面神経減荷術は有効か？	重症の急性期Bell麻痺患者へ顔面神経麻痺治癒のため，顔面神経減荷術を行うことを弱く推奨する。 　[投票合意率：100.0%（14/14）]	弱い	⊕⊖⊖⊖
CQ2-1 p.86	Hunt症候群に通常量のステロイド全身投与は有効か？	全重症度（軽症〜重症）の急性期Hunt症候群患者へ顔面神経麻痺治癒のため，ステロイド全身投与を行うことを弱く推奨する。　[投票合意率：100.0%（14/14）]	弱い	⊕⊖⊖⊖
CQ2-2 p.88	Hunt症候群に高用量のステロイド全身投与は有効か？	1）軽症〜中等症の急性期Hunt症候群患者へ顔面神経麻痺治癒のため，高用量ステロイド全身投与を行わないことを弱く推奨する。　[投票合意率：100.0%（14/14）]	弱い	⊕⊖⊖⊖
		2）重症の急性期Hunt症候群患者へ顔面神経麻痺治癒のため，高用量のステロイド全身投与を弱く推奨する。 　[投票合意率：100.0%（14/14）]	弱い	⊕⊖⊖⊖
CQ2-3 p.91	Hunt症候群にステロイド鼓室内投与は有効か？	1）軽症〜中等症の急性期Hunt症候群患者へ顔面神経麻痺治癒のため，通常量のステロイド全身投与に加え，ステロイド鼓室内投与を行うことは現時点では介入の是非を判断するエビデンスが不十分である。 　[投票合意率：100.0%（14/14）]	N/A	N/A
		2）重症の急性期Hunt症候群患者へ顔面神経麻痺治癒のため，通常量のステロイド全身投与に加え，ステロイド鼓室内投与を行うことを弱く推奨する。 　[投票合意率：92.9%（13/14）]	弱い	⊕⊖⊖⊖

	CQ	推奨	推奨の強さ	エビデンスの確実性
CQ2-4 p.93	Hunt症候群に抗ウイルス薬は有効か？	Hunt症候群患者へ顔面神経麻痺治癒のため，抗ウイルス薬を投与することを強く推奨する[※]。 [投票合意率：100.0%（14/14）] ※Hunt症候群における顔面神経麻痺以外の症状に対しても，抗ウイルス薬の投与を強く推奨する。	強い	⊕⊖⊖⊖
CQ2-5 p.96	Hunt症候群に顔面神経減荷術は有効か？	重症の急性期Hunt症候群患者へ顔面神経麻痺治癒のため，顔面神経減荷術を行うことを弱く推奨する。 [投票合意率：92.9%（13/14）]	弱い	⊕⊖⊖⊖
CQ3-1 p.102	外傷性麻痺にステロイド全身投与は有効か？	外傷性麻痺患者へ顔面神経麻痺治癒のため，急性期治療としてステロイド全身投与を行うことを弱く推奨する。 [投票合意率：83.3%（10/12）]	弱い	⊕⊖⊖⊖
CQ3-2 p.103	外傷性麻痺に顔面神経減荷術は有効か？	重症の急性期外傷性麻痺患者へ顔面神経麻痺治癒のため，顔面神経減荷術を行うことを弱く推奨する。 [投票合意率：92.9%（13/14）]	弱い	⊕⊖⊖⊖
CQ4-1 p.106	末梢性顔面神経麻痺（Bell麻痺，Hunt症候群，外傷性麻痺）にリハビリテーション治療は有効か？	末梢性顔面神経麻痺（Bell麻痺，Hunt症候群，外傷性麻痺）患者へ顔面神経麻痺治癒のため，リハビリテーション治療を行うことを弱く推奨する。 [投票合意率：100.0%（14/14）]	弱い	⊕⊖⊖⊖
CQ4-2 p.109	末梢性顔面神経麻痺（Bell麻痺，Hunt症候群，外傷性麻痺）に鍼治療は有効か？	1）顔面神経麻痺（Bell麻痺，Hunt症候群，外傷性麻痺）患者へ顔面神経麻痺治癒のため，急性期に鍼治療を行うことを弱く推奨する。　　[投票合意率：100.0%（14/14）]	弱い	⊕⊖⊖⊖
		2）後遺症が出現した慢性期の顔面神経麻痺（Bell麻痺，Hunt症候群，外傷性麻痺）患者に対し，鍼治療を行うことを弱く推奨する。　　[投票合意率：100.0%（14/14）]	弱い	⊕⊕⊖⊖
CQ4-3 p.112	顔面神経麻痺後遺症（病的共同運動，顔面拘縮）にボツリヌス毒素は有効か？	顔面神経麻痺（Bell麻痺，Hunt症候群，外傷性麻痺）の後遺症患者に対し，ボツリヌス毒素治療を行うことを弱く推奨する。 [投票同意率：100.0%（14/14）]	弱い	⊕⊖⊖⊖
CQ4-4 p.114	末梢性顔面神経麻痺に星状神経節ブロックは有効か？	顔面神経麻痺に対する星状神経節ブロックの推奨を保留とする。	N/A	N/A
CQ4-5 p.115	末梢性・非回復性顔面神経麻痺に形成外科的手術は有効か？	末梢性・非回復性顔面神経麻痺の患者に対し，形成外科的手術を行うことを弱く推奨する。 [投票合意率：100.0%（11/11）]	弱い	⊕⊖⊖⊖
CQ4-6 p.118	顔面神経麻痺後遺症（病的共同運動，顔面拘縮）に形成外科的手術は有効か？	顔面神経麻痺後遺症（病的共同運動，拘縮）患者に対し，形成外科的手術を行うことを弱く推奨する。 [投票合意率：100.0%（12/12）]	弱い	⊕⊖⊖⊖

▷ 治療のフローチャート

Bell麻痺

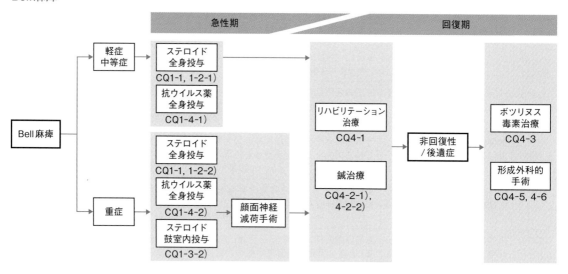

Hunt症候群

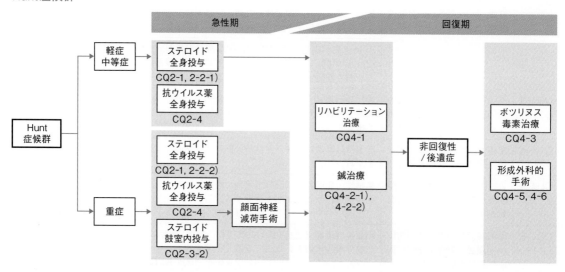

外傷性麻痺

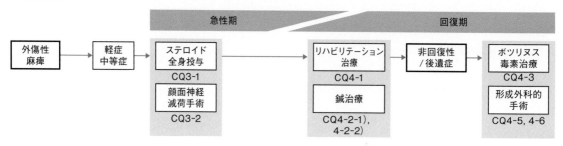

I

ガイドライン
2023年版の作成手順

1　ガイドライン作成の目的

　末梢性顔面神経麻痺の大半を占めるBell麻痺，Ramsay Hunt症候群（Hunt症候群），外傷性末梢性顔面神経麻痺患者における治療（手術治療，薬物治療，リハビリテーション，鍼治療）に関して，標準治療としての推奨を示し，患者の治癒率向上，治療成績の施設間格差の縮小を通じて，本邦において患者が安心して医療を受けられるようにすることを目的とする。

2　作成者

　日本顔面神経学会が診療ガイドライン統括委員会としてガイドライン作成グループの編成を行った。（表I-1）ガイドライン作成グループが対象疾患に関するスコープを作成し，重要臨床課題からClinical

表I-1　ガイドライン作成委員会構成員

ガイドライン作成グループ		
編集責任者	中川尚志	九州大学大学院医学研究院耳鼻咽喉科（医師）
編集委員長	羽藤直人	愛媛大学医学部耳鼻咽喉科・頭頸部外科学（医師）
編集委員	笠原　隆	東海大学医学部専門診療学系リハビリテーション科学（医師）
	粕谷大智	新潟医療福祉大学リハビリテーション学部鍼灸健康学科（鍼灸師）
	信太賢治	昭和大学横浜市北部病院麻酔科（医師）
	田邉牧人	耳鼻咽喉科サージクリニック老木医院（医師）
	仲野春樹	大阪医科薬科大学総合医学講座リハビリテーション医学教室（医師）
	萩森伸一	大阪医科薬科大学医学部耳鼻咽喉科・頭頸部外科学教室（医師）
	濱田昌史	東海大学医学部専門診療学系耳鼻咽喉科・頭頸部外科学（医師）
	林　礼人	横浜市立大学医学部形成外科学教室（医師）
	古田　康	手稲渓仁会病院耳鼻咽喉科・頭頸部外科（医師）
	松田　健	新潟大学医学部形成外科（医師）
	森嶋直人	豊橋市民病院リハビリテーション技術室（理学療法士）
	山田武千代	秋田大学医学部耳鼻咽喉科頭頸部外科（医師）
システマティックレビュー（SR）チーム		
SR責任者	藤原崇志	倉敷中央病院耳鼻咽喉科（医師）
SR担当者	飴矢美里	愛媛大学医学部耳鼻咽喉科・頭頸部外科（言語聴覚士）
	真田将太	豊橋市民病院リハビリテーション技術室（理学療法士）
	立花慶太	大阪労災病院中央リハビリテーション部（理学療法士）
	辻本　康	おく内科・在宅クリニック（医師）
	東福寺早織	東海大学医学部付属病院リハビリテーション技術科（理学療法士）

Question（CQ）を設定した。またガイドライン作成グループが設定したCQに対して，システマティックレビュー（SR）チームがSRを実施した。

3　対象疾患，対象項目

Bell麻痺，Ramsay Hunt症候群，外傷性顔面神経麻痺を対象とした。中枢性顔面神経麻痺（外傷性中枢性を含む），手術損傷に伴う外傷性顔面神経麻痺はスコープの対象外とした。年齢，性別の除外基準は設けなかった。

4　想定される利用者，利用方法

対象疾患の診療に関わる医師（耳鼻咽喉科，内科，総合診療科，形成外科，脳神経外科，脳神経内科，麻酔科，救急科等），医療者（理学療法士，言語聴覚士，鍼灸師，臨床検査技師，看護師）を利用者とする。また本ガイドラインは疾患治療における意思決定支援を目的とし，対象疾患に罹患した患者および患者家族も利用者とする。

5　ガイドライン使用上の注意

ガイドラインはあくまで作成時点で最も標準的と考えられる指針であり，実際の診療行為を規制するものではなく，その使用にあたっては診療環境の状況（人員，経験，設備など）や個々の患者の個別性を加味して柔軟に使いこなすべきものである。ガイドラインの記述内容については学会が責任を負うが，診療結果についての責任は直接の診療担当者に帰属するべきであり，日本顔面神経学会および本ガイドラインの作成委員は一切の責任を負わない。

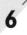

6　GRADEに基づくエビデンスの強さ，推奨の決定

本診療ガイドライン作成は「Minds診療ガイドライン作成マニュアル2020 ver.3.0」に基づき作成を行った。

1　文献検索および組入論文の選択

SRに関する文献はPubMed，Cochrane CENTRAL，embase，医学中央雑誌Web版などのデータベースを対象とし，基本的に言語制限なし，検索期間限定なしで検索を行った。既存のSRが利用可能なSRについては，既存SRの検索期間をもとに検索期間を限定し，また既存SRの参考文献等をスクリーニングの対象とした。文献検索および参考文献について，各SRの適格基準をもとに論文スクリー

ニングを行い，組入論文を確定した。各SRで用いた文献データベース，検索式，適格基準について「**Ⅳ システマティックレビュー・サマリー**」（p.121）に記載した。

2 エビデンスの強さの決定

　適格基準を満たした論文より，対象患者，方法，アウトカム等についてデータを抽出し，メタアナリシスを実施した。研究のバイアスリスク，結果の非一貫性，エビデンスの非直接性，データの不精確さ，出版バイアスをもとに，個々のアウトカムについてエビデンスの確実性を「高（High）」「中（Moderate）」「低（Low）」「非常に低（Very low）」の4段階で判断を行った。その上で全体的なエビデンスの強さを4段階で評価を行った（表Ⅰ-2）。

表Ⅰ-2　推奨決定のためのエビデンスの確実性（強さ）

高 （High）	⊕⊕⊕⊕	真の効果が効果推定値に近いという確信がある。
中 （Moderate）	⊕⊕⊕⊖	効果推定値に対し，中等度の確信がある。真の効果が効果推定値に近いと考えられるが，大幅に異なる可能性もある。
低 （Low）	⊕⊕⊖⊖	効果推定値に対する確信には限界がある。真の効果は効果推定値とは大きく異なるかもしれない。
非常に低 （Very low）	⊕⊖⊖⊖	効果推定値に対しほとんど確信がもてない。真の効果は，効果推定値とは大きく異なるものと考えられる。

3 推奨決定

　SRからのエビデンスの質の他，利益と不利益のバランス，価値観や好み，コストや資源の利用の観点をふまえ，最終的な推奨を決定した（表Ⅰ-3）。推奨は「強い推奨（行う）」「弱い推奨（行う）」「弱い推奨（行わない）」「強い推奨（行わない）」の4段階とした。

　推奨決定はガイドライン作成グループ全員およびSR責任者によって投票を行った。複数回の会合を持ち投票を行い，投票者が10名以上参加を会合開催の基準とした。投票に関わる委員による議論をへて編集委員長が推奨案を作成し，その推奨案に対して合意か不合意か投票を行った。投票者の70%以上で合意が得られた場合に推奨を決定し，70%未満の合意の場合は再度議論の上で投票を行った。再投票は2回までとし，それでも決定できない場合は「推奨なし」とした。また議論によって投票が望ましくないと判断された場合，推奨決定を保留とした。

表I-3　推奨度と推奨の意味

	「強く推奨する」	「弱く推奨する」「条件付きで推奨する」
定義	介入による望ましい効果（利益）が望ましくない効果（害，負担，コスト）を上回る，または下回る確信が強い。	介入による望ましい効果（利益）が望ましくない効果（害，負担，コスト）を上回る，または下回る確信が弱い。
患者にとって	その状況下にあるほぼ全員が，推奨される行動を希望し，希望しない人がごくわずかである。	その状況下にある人の多くが提案される行動を希望するが，希望しない人も多い。
臨床家にとって	ほぼ全員が推奨される行動を受け入れるべきである。患者の価値観と意向に添った意思決定を支援するために，あえて形式の整った支援活動を用意することまでは不要だろう。	各患者の価値観と意向によって選択が異なるため，個人の価値観と意向に一致した決断を下すための決断支援ツールが有効であると考えられる。臨床家は，患者の意思決定に向けて作業する際は，患者と十分な時間をとらなければならない。

4　患者・市民参画

　本診療ガイドラインは急性期疾患を対象としており，患者団体などの参画は行えなかった。CQ推奨決定に用いたアウトカム（医療者の評価する主観的麻痺程度［柳原法，House-Brackmann法，Sunnybrook法］に基づく治癒）は，患者自身による主観的評価（FaCE Scale）と高い相関関係がある。そのため患者の価値観がCQ推奨決定に一定程度組み入れられていると考えられるが，患者・市民参画については今後の課題である。

7　外部評価

　2022年11月に日本顔面神経学会を通じてパブリックコメントを募集し意見を求めた。また，2022年11月に日本耳鼻咽喉科頭頸部外科学会において評価を受けた。主な指摘事項および修正対応については下記の通りである（表I-4）。

表I-4　外部評価における主な指摘事項および修正対応

外部評価コメント	ガイドラインにおける修正対応等
巻頭にCQを含むフローチャートと推奨リストがあると利用しやすい。	冒頭にCQ推奨文の一覧とフローチャートを記載した。
エビデンス総体の評価シート（バイアスリスクなど）の提示が望ましい。	書籍版では誌面の関係から評価シートの公開は行わなかった。今後，英語版を日本耳鼻咽喉科頭頸部外科学会の出版物（Auris Nasus Larynx）で公開予定であり，その中でバイアスリスクを含むフォレストプロットを提示する。
各CQで益と害のバランスや患者の価値観に関する内容が項目建てて記載することが望ましい。	今回の書籍版では執筆分担者の負担と学会・出版社側とのスケジュールから修正が困難であり，次回診療ガイドライン改訂時点での課題とする。
利益相反の基準はすべて記載することが望ましい。	利益相反の基準，対応等について追記した。
ガイドラインモニタリングのための方策について記載することが望ましい。	ガイドラインの普及状況についての実態調査を追加するとともに，今後の施策案を追記した。

8 資金源

　本ガイドラインの作成・改訂のための費用はすべて日本顔面神経学会が負担し，外部資金の提供は受けていない。日本顔面神経学会はガイドラインの内容に影響を与えなかった。

9 利益相反

　ガイドライン作成委員会構成員全員が一般社団法人日本耳鼻咽喉科頭頸部外科学会利益相反に関する指針2020年版および同細則における申告基準によって自己申告を行った。利益相反報告の基準については企業・団体役員（年間報酬100万円以上），株式保有（年間利益100万円以上），特許使用料（1件年間100万円以上），原稿料（1団体年間50万円以上），研究費（1団体年間100万円以上），寄附講座（年間100万円以上）である。利益相反については下記の通りである（表Ⅰ-5）。

10 改訂予定

　本ガイドラインは2011年に『顔面神経麻痺診療の手引―Bell麻痺とHunt症候群―2011年版』が公開され，その改訂版となる。本ガイドラインが対象とする疾患の診療ガイドラインは各国においても発行されているが，エビデンスの蓄積等の観点から10年に1回程度の改訂となっている。そのため10年程度の間隔での改訂を予定しているが，診療ガイドラインに影響を与える新たな知見があれば，適宜学会誌や日本顔面神経学会ホームページでの追補版の公開等を行う。

表I-5 利益相反 (2021年度および2022年度)

参加者名	顧問	株保有・利益	特許	講演料	原稿料	研究費	寄付金	寄付講座	その他
中川　尚志							株式会社日本コクレア		
羽藤　直人									
笠原　隆									
粕谷　大智									
信太　賢治									
田邉　牧人									
仲野　春樹									
萩森　伸一									
濱田　昌史									
林　礼人									
古田　康									
松田　健									
森嶋　直人									
山田武千代									
藤原　崇志									
飴矢　美里									
黒田　早織									
真田　将太									
立花　慶太									
辻本　康							公益財団法人ファイザーヘルスリサーチ振興財団		

I

Ⅱ 総　論

1　対象疾患 (Bell麻痺，Hunt症候群，外傷性麻痺)

　顔面神経麻痺の多くは末梢性であり，側頭骨内を主病変部位とする場合が多い。表Ⅱ-1に示す通り，顔面神経麻痺をきたす疾患は多様であり，全てを網羅するガイドライン作成は困難であるため，本ガイドラインの対象疾患を，Bell麻痺，Ramsay Hunt症候群 (Hunt症候群)，外傷性麻痺の高頻度な3疾患に限定した。2011年に発刊した『顔面神経麻痺診療の手引—Bell麻痺とHunt症候群—2011年版』は，Bell麻痺とHunt症候群のみを対象としており，外傷性麻痺を新たに加えたこととなる。外傷性麻痺に関しては，その大半を占める側頭骨骨折に伴う末梢性顔面神経麻痺のみを対象とした。各疾患の詳細は，**「Ⅲ. 各論」**(p.63) の疾患概念・疫学の項をご覧いただきたい。

　側頭骨内に病変をもつ顔面神経麻痺の病態と治療を考える際に，留意しなければならないことは，顔面神経がもつ特異な解剖学的特徴である。すなわち，顔面神経は他の脳神経よりも長く細い骨管を経由して頭蓋より末梢に出るため，比較的軽い神経損傷でも絞扼による重篤な神経麻痺が生じ，麻痺の回復が遅延する。さらに，骨管内にはウイルスが潜伏する膝神経節が存在するため，ウイルス性神経炎であるBell麻痺やHunt症候群の発症頻度が高くなる。また，側頭骨は含気化された蜂巣構造が，外傷から脳を守る緩衝材として機能しているため，骨折しやすく内部を走行する顔面神経も損傷しやすい。このように日常診療で特に多くみられる，Bell麻痺，Hunt症候群，外傷性麻痺であるが，3疾患を合計すれば顔面神経麻痺全体の8割程度を占め，本邦で毎年5万人以上が新規発症している。3疾患とも主病変部位が側頭骨の顔面神経管内であり，診断や治療法に共通点が多い。

　対象疾患を3疾患のみとしたことで，麻痺の急性期治療に関しては，システマティック・レビュー(SR) による，精度の高いエビデンス評価が実施できた。また，3疾患を合わせた治癒率は8〜9割であり，非治癒の1〜2割は終生後遺症に悩まされることとなる。顔面神経麻痺後遺症に対する様々な治療法についても，本ガイドラインでは各CQを立てて，SRと詳細な評価を行った。Bell麻痺，Hunt症候群，外傷性麻痺の3疾患に対する診療のガイドラインとして，本ガイドラインを有効活用いただきたい。

表II-1 顔面神経麻痺の原因

	分類		原因
末梢性	特発性		Bell麻痺, 反復・交代性麻痺
	耳炎性		急性中耳炎, 慢性中耳炎 (特に真珠腫性中耳炎), 中耳結核, 壊死性外耳道炎
	感染性	ウイルス性	Bell麻痺, Ramsay Hunt症候群, ポリオ, 伝染性単核球症, 水痘, 流行性耳下腺炎, 脳幹脳炎, 多発性神経炎, HIV感染症
		細菌性	髄膜炎, ハンセン病, 破傷風, ジフテリア, 梅毒, Lyme病
	外傷性		側頭骨骨折, 顔面外傷, 周産期外傷
	医原性		小脳橋角部・内耳道内の手術, 中耳手術, 耳下腺手術, 顎下腺手術
	腫瘍性		小脳橋角部腫瘍, 顔面神経鞘腫, 中耳癌, 耳下腺腫瘍, 白血病
	全身性		糖尿病, サルコイドーシス (Heerfordt症候群), 重症筋無力症, 多発血管炎性肉芽腫症 (Wegener肉芽腫症), 甲状腺機能低下症, 膠原病
	神経疾患性		多発性硬化症, 筋萎縮性側索硬化症, Guillan-Barré症候群, Fisher症候群, 球麻痺
	先天性		サリドマイド症, Treacher-Collins症候群 (顔面下顎形成不全), 口角下制筋形成不全
	その他		Melkersson-Rosenthal症候群
中枢性	脳血管障害性		脳出血, クモ膜下出血, 脳梗塞, Wallenberg症候群, Millard-Gubler症候群
	先天性		Möbius症候群 (橋延髄形成不全)

2　末梢性顔面神経麻痺診療の流れ

1　問診

　顔面神経麻痺は，問診だけでかなりの疾患の特定ができる疾患である。まず，患者から発症時の詳細な状況を聴取する。発症に関する自己把握が不十分な場合には，追加で家族等より情報を収集する。図Ⅱ-1に診断アルゴリズムを示す。

　最初に，①前頭筋の動きを観察する。前頭筋は両側の顔面神経支配であるため，中枢性麻痺では麻痺側も動く場合が多い。②脳神経外科手術や耳下腺腫瘍手術，鼓室形成術などの顔面神経に直接侵襲が加わる手術が行われてないかを数週さかのぼって問診する。手術損傷性麻痺では遅発性麻痺の存在に注意する必要がある。③の患側の難聴や前庭障害の既往，④の同側麻痺の反復がある場合は，聴神経腫瘍や顔面神経鞘腫等の腫瘍性疾患を疑いMRI検査をオーダーする。このような問診を行いながら，⑤の患側耳下部に対し視診および触診を行い腫瘍の有無を確認する。耳下腺腫瘍は痛みがなければ自覚症状に乏しく，Bell麻痺と誤診される場合もあるので注意が必要である。また，⑥頭部および顔面の外傷の有無を問診と視診で確認，特に子供の場合はしっかりと転倒や打撲の履歴を聴取する。外傷性麻痺は典型

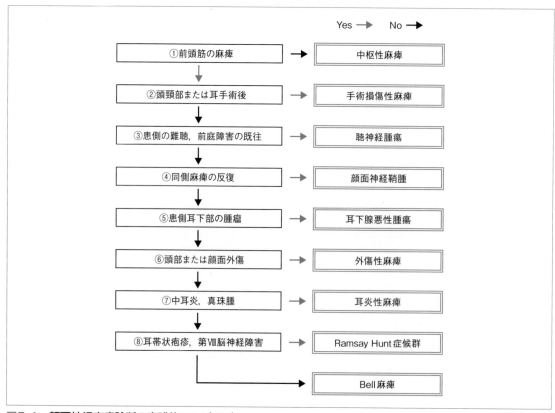

図Ⅱ-1　顔面神経麻痺診断の実践的アルゴリズム
［羽藤直人．耳鼻咽喉科臨床．2010；103（10）：970-1．より転載］

例ではCTで側頭骨顔面神経管に骨折線を認めるが，骨折線のはっきりしない症例や遅発例もある。①〜⑥の診断アルゴリズムを経て，外耳および鼓膜所見の視診に移る。⑦の中耳炎や真珠腫による耳炎性麻痺の診断では，異常所見を認めれば顕微鏡下に鼓膜の詳細な観察を行う。耳炎性顔面神経麻痺の原因として高頻度なのは，小児の急性乳様突起炎と，成人の感染を伴う真珠腫である。耳漏を伴わない慢性中耳炎では，鼓膜穿孔を認めても耳炎性麻痺である確率は低い。

　上記問診を経て，残された疾患はHunt症候群とBell麻痺の2疾患となる。まず，局所的には顔面への紫外線や寒冷の暴露，歯科治療の有無を問診し，全身的には疲労やストレス，感冒罹患や妊娠の有無を問う。全て単純ヘルペスウイルス（herpes symplex virus：HSV）や水痘帯状疱疹ウイルス（varicella zoster virus：VZV）の，再活性化の誘因となり得る状況である。次に⑧の難聴や耳閉感，耳鳴りや眩暈といったHunt症候群の随伴症状を問診する。また，耳介や耳後部の痛みの有無を問う。軽度の痛みはHSVでも生じるが，高度の痛みはVZV性神経炎を疑う。Hunt症候群の耳帯状疱疹は，患者自身は自覚していない場合も多く，耳介の疼痛のみが症状の場合がある。こうして，全ての顔面神経関連疾患が除外されれば，Bell麻痺の診断が確定する。

　なお，ステロイドを投与する前には，糖尿病や高血圧，胃潰瘍，精神疾患などの副作用に配慮するため，これらの合併症，既往症を必ず問診する。特に糖尿病は発症頻度を高める併存疾患としても重要で，慎重な確認を行う必要がある。

2　末梢性顔面神経麻痺に対する検査

　検査として頻用されているのは，主観的麻痺程度評価では柳原法（40点法），客観的麻痺程度評価ではElectroneurography（ENoG），ウイルス学的検査，CT検査である。以下に各検査の詳細を記載する。

1　主観的麻痺程度評価

　顔面神経麻痺の程度診断は主観的評価を主体とし，治療法を適切に選択するためにも重要である。顔面神経麻痺の主観的評価法は，主に医療者が視診で顔面運動の左右差を基に評価する。評価法には，顔面各部位の動きを評価し，その合計で麻痺程度を評価する部位別評価法（regional system）と，顔面全体の動きを概括的にとらえて評価する方法（gross system）がある。現在，世界的に用いられている評価法には，前者の柳原法（40点法）（図Ⅱ-2）と後者のHouse-Brackmann法（表Ⅱ-2）がある。柳原法はBell麻痺，Hunt症候群の麻痺を評価する目的で作成されたのに対して，House-Brackmann法は聴神経腫瘍術後の麻痺を評価するために考案された評価法で，元来対象は異にするが両者には互換性がある[3]（表Ⅱ-3）。また，これら以外の評価法として，後遺症の評価に重点をおいたSunnybrook法（表Ⅱ-4）がある。

① 柳原法（40点法）

　柳原法（40点法）では安静時の左右対称性と9項目の表情運動を4点（ほぼ正常），2点（部分麻痺），0点（高度麻痺）の3段階で評価，採点し，合計点数を記録する（図Ⅱ-2）。微妙な場合は中間の3点，1点を採用する場合もあるが，合計点数を計算するには偶数のほうが簡便で検者間の誤差が少なくなるため，より妥当な偶数点に変更し，便宜上2進法で評価する。40点満点で12点以上を不全麻痺，10点以下を完全麻痺，あるいは20点以上を軽症，18〜12点を中等症，10点以下を重症（図Ⅱ-3）としている。本評価法は，顔面表情の主要な部位の動きを個別に評価することで，検者の主観を抑えて再現性を高めるとともに，経時的な部位別評価により，ある程度予後を推定することができる。また，38点以上で

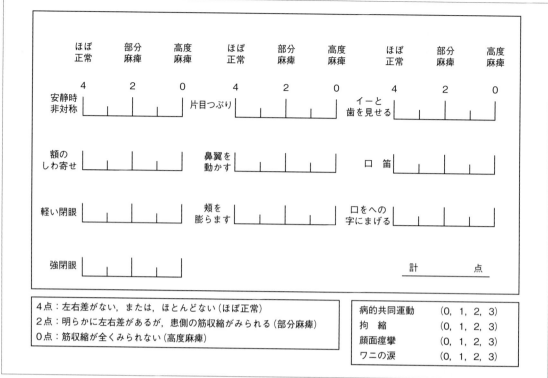

図II-2　**柳原法 (40点法)**

表II-2　House-Brackmann法

	grade	安静時	額のしわ寄せ	閉　眼	口角の運動	共同運動	拘　縮	痙　攣	全体的印象
I	normal 正常	正常	正常	正常	正常	―	―	―	正常
II	mild dysfunction 軽度麻痺	対称性緊張 正常	軽度〜正常	軽く閉眼可能, 軽度非対称	力を入れれば動くが軽度非対称	― (±)	― (±)	― (±)	注意してみないとわからない程度
III	moderate dysfunction 中等度麻痺	対称性緊張 ほぼ正常	軽度〜高度	力を入れれば閉眼可能, 非対称明瞭	力を入れれば動くが非対称明瞭	＋ 中等度	＋ 中等度	＋ 中等度	明らかな麻痺だが, 左右差は著明でない
IV	moderately severe dysfunction やや高度麻痺	非対称性緊張 ほぼ正常	不能	力を入れても閉眼不可	力を入れても非対称明瞭	＋＋ 高度	＋＋ 高度	＋＋ 高度	明らかな麻痺, 左右差も明瞭
V	severe dysfunction 高度麻痺	非対称性口角下垂 鼻唇溝消失	不能	閉眼不可	力を入れてもほとんど動かず	―	―	―	わずかな動きを認める程度
VI	total paralysis 完全麻痺	非対称性緊張なし	動かず	動かず	動かず	―	―	―	緊張の完全喪失

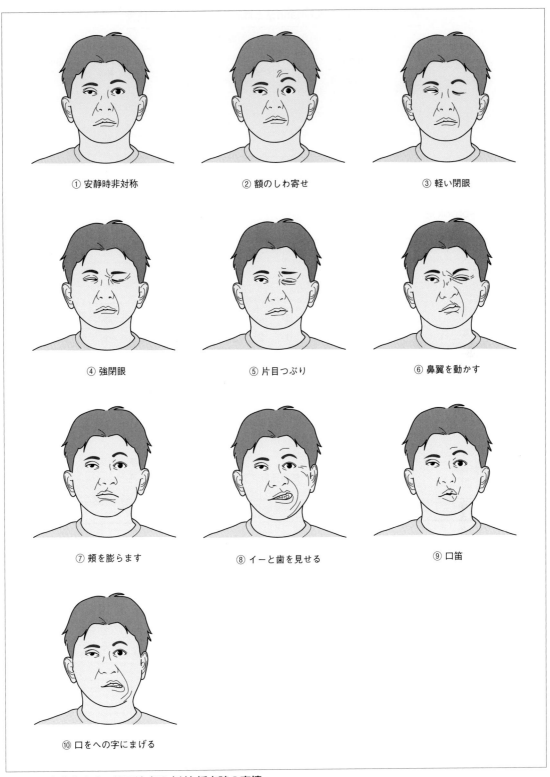

① 安静時非対称　　　② 額のしわ寄せ　　　③ 軽い閉眼

④ 強閉眼　　　⑤ 片目つぶり　　　⑥ 鼻翼を動かす

⑦ 頬を膨らます　　　⑧ イーと歯を見せる　　　⑨ 口笛

⑩ 口をへの字にまげる

図Ⅱ-3　右完全麻痺の柳原法（40点法）採点時の表情

表Ⅱ-3　House-Brackmann法と柳原法（40点法）の互換表

House-Brackmann法	柳原法（40点法）
grade Ⅰ	40
grade Ⅱ	32〜38
grade Ⅲ	24〜30
grade Ⅳ	16〜22
grade Ⅴ	8〜14
grade Ⅵ	0〜6

表Ⅱ-4　Sunnybrook法

安静時対称性		随意運動時の対称性	動きなし	わずかの動き	中等度の動き	ほぼ正常の動き	正常の動き	病的共同運動	なし	軽度	中等度	高度
眼：正常　0 　　狭小　1 　　幅広　1 　　眼瞼手術　1		額のしわ寄せ	1	2	3	4	5		0	1	2	3
頬（鼻唇溝）： 　　正常　0 　　欠損　2 　　浅い　1 　　深い　1		弱閉眼	1	2	3	4	5		0	1	2	3
		開口微笑	1	2	3	4	5		0	1	2	3
口：正常　0 　　口角下垂　1 　　口角ひきつれ　1		上唇を上げる	1	2	3	4	5		0	1	2	3
		口すぼめ	1	2	3	4	5		0	1	2	3
計 ☐					計 ☐							
安静時対称性 スコア　計×5 ☐		随意運動スコア　計×4 ☐						病的共同 運動スコア　計 ☐				
運動 ☐ －安静 ☐ －共同 ☐ ＝総合スコア ☐												

中等度以上の病的共同運動のないものを治癒と判定している。

② House-Brackmann法（表Ⅱ-3）

　顔面全体の表情運動をgradeⅠ〜Ⅵまで6段階で評価する方法である。病的共同運動や拘縮，痙攣などの後遺症も評価に考慮されている。簡便で検者間のバラツキが少ないのが利点であるが，急性期の治療方針決定や部位別評価，経時的な回復経過をみるには適さない。

③ Sunnybrook法（表Ⅱ-4）

　随意運動の回復，安静時非対称性，病的共同運動（随意運動時の顔面非対称性）の3つの要素から構成されており，随意運動の回復点数から安静時の非対称と病的共同運動の点数を引き算した複合点で評価する方法である。これら3項目を同時に評価することにより，どの領域に問題があり，治療目標とするかを容易に理解することができるのが利点で，リハビリテーションの指針に有用である。

④ Facial Clinimetric Evaluation Scale（FaCE Scale）（表Ⅱ-5）

　FaCE Scaleは患者自身による主観評価であり，Kahnらにより2001年に提唱された顔面神経麻痺患

表II-5　Facial Clinimetric Evaluation Scale (FaCE Scale)

		得点	1	2	3	4	5
			できない	集中時のみ	少　し	ほぼ正常	正　常
顔面運動	1	笑う時、麻痺側の口を動かせる					
	2	麻痺側の眉を上げることができる					
	3	口をすぼめる時、麻痺側の口を動かせる					
			いつも	ほとんどいつも	時　々	まれに	全然ない
顔面感覚	4	顔がこわばる					
	5	目の乾き、刺激、かゆみを感じる					
眼の感覚	6	顔を動かすとつっぱり感や痛みを感じる					
	7	麻痺側の眼に目薬を使う					
涙液分泌	8	麻痺側の眼は、涙が出すぎる					
	9	周りの人と同じ活動ができない					
社会活動	10	周りの人から顔の異常で差別される					
	11	食事が食べにくい					
食事摂取	12	飲食物が口からこぼれる					
			とても思う	思　う	どちらでもない	思わない	全　く思わない
	13	顔の疲れを感じる					
	14	人と会ったり社会活動に参加できない					
	15	人前で食事するのを避ける					

者のQOLを評価するための信頼性・妥当性を持った評価法である。15項目の患者自己記入式アンケートとなっており，心理面を含めた患者の主観的評価が反映される。各項目は，6つの分野に分けられ，顔面の運動の質問項目は1，2，3，顔面の感覚の質問項目は4，6，13，食事摂取の質問項目は11，12，目の感覚の質問項目は5，7，涙液分泌の質問項目は8，社会活動の質問項目は9，10，14，15とランダムな配置となっている。結果は，各項目を1〜5点の5段階で数値化でき，計算式によって得点を算出，得点が高いほど患者満足度も高くなる。

　FaCE Scaleは，本邦でも顔面神経麻痺リハビリテーションの普及とともに定着してきており，A型ボツリヌス毒素治療，リハビリテーション，形成外科的手術や鍼灸治療の効果判定のスケールとしても活用が広がっている。

② 客観的麻痺程度評価
　主観的麻痺程度評価法は，特別な器具が不要であり，定量性など日常の臨床使用においては一定の評価を得ているが，検者間のズレ，再現性，局所評価，国際的な統一性などの問題が指摘されている。これらの課題を解決するため，様々な客観的麻痺程度評価法が開発されている。顔面神経麻痺評価法に

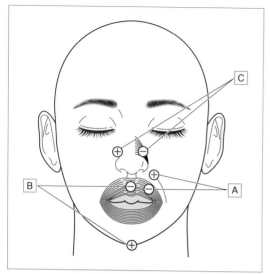

図Ⅱ-4　記録電極の設置位置
A：従来法，B：正中法，C：鼻筋法

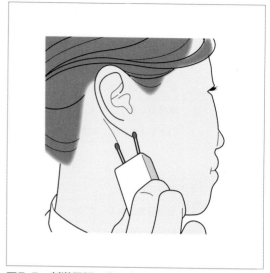

図Ⅱ-5　刺激電極の当て方

は，①検査法が単純で短時間に行えること，②定量的表現が可能であること，③再現性が高く誤差が少ないことが必要である。

　これまで開発されてきた客観的方法としては，①顔面の主要部位にマーカーを貼ってマーカーの移動量を求めるマーカー法，②水性ペンで顔面をマーキングし，その動きを評価するペン法，③光の干渉を利用し，顔面の三次元形状を等高線情報として捉えることで麻痺評価を行うモアレ法，④口輪，眼瞼，眉毛などの特徴点を抽出し，表情運動時の変化量を求める特徴点法，⑤安静時と最大運動時の顔面画像をデジタル処理し，画素値の差を求めるサブトラクション法，⑥顔面動画にコンピュータ解析を加えるオプティカルフロウ法，⑦スマートフォンなどの3次元顔認証システムを利用したアプリによる評価法などが開発されてきた。また，顔認識人工知能（AI）技術により，主観的評価と相関する標準化ソフトウェアも開発されている。

　一方，これらの客観的評価法は，手技の煩雑さ，長い検査時間，高価な機材が必要などの理由で，日常診療での一般化には至っていない。今後，年齢別評価，部位別評価，予後診断などの機能が追加され，安価，簡便で短時間の評価が可能となれば，将来的には客観的評価法が顔面神経麻痺評価の主流となり得ると考えられている。

③ Electroneurography (ENoG)

　Electroneuronography ともいう。表面電極を用いた誘発筋電図検査であり，顔面神経麻痺の予後診断に用いられる。顔面表情筋上の皮膚に皿電極を貼り，乳様突起直下で顔面神経を経皮的に電気刺激し，得られる表情筋の複合筋活動電位（compound muscle action potential：CMAP）を計測する。

　表面電極の位置は，口輪筋上の鼻唇溝周囲に貼付する方法（従来法，図Ⅱ-4A）[1,2]，口輪筋の正中部，すなわち人中とオトガイ隆起に貼付する方法（正中法，図Ⅱ-4B）[3,4]，鼻筋を利用するため両側の鼻翼に貼付する方法（鼻筋法，図Ⅱ-4C）[5,6]が普及している。従来法はEsslen，Fischらが1973年に発表して以

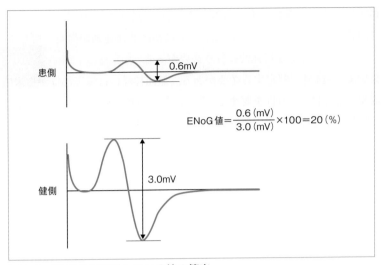

患側

0.6mV

$$ENoG値 = \frac{0.6\,(\mathrm{mV})}{3.0\,(\mathrm{mV})} \times 100 = 20\,(\%)$$

健側

3.0mV

図Ⅱ-6　CMAPの計測とENoG値の算出

降改良されながら，本邦では最も普及している。正中法は電極の貼付が容易で麻痺に伴う顔面の歪みの影響を受けづらく，患側・健側の測定に左右の貼り替えが不要である。得られるCMAP電位も大きくばらつきが小さい。鼻筋法はMayらによって報告された方法で，正中法と同様，麻痺に伴う顔面の歪みの影響が小さく，左右貼り替えが不要である。

　神経刺激は茎乳突孔から側頭骨外に出た顔面神経本幹を，双極刺激電極を用いて経皮的に1Hzで電気刺激する（図Ⅱ-5）。CMAP波形が最大となる電流量にさらに10%分を加えた最大上刺激（supramaximal stimulation）を用い，患側・健側のCMAPを別々に記録する。最大上刺激となる電流量の目安は35～40mAである[7,8]。

　得られた患側・健側それぞれのCMAP電位を，以下の計算式に代入してENoG値を求める（図Ⅱ-6）。

$$ENoG値（\%）= 患側CMAP（mV）/健側CMAP（mV）\times 100$$

　ENoG値は患側の軸索変性に陥ってない神経線維の割合を示す。予後判定は一般に以下の基準が用いられる。ENoG値が40%以上であれば，麻痺は後遺症なく1カ月以内に治癒する。20%以上40%未満であれば，2カ月以内に治癒するが，わずかに後遺症が生ずる可能性がある。10%以上20%未満であれば，4カ月以内に治癒するが，後遺症の可能性が高まる。10%未満であれば，半数は治癒せず，治癒しても6カ月以上要し，後遺症が高率に生ずる。0%であれば治癒は望めない[1,2]。

　神経障害は最初は髄鞘のみ障害される［Sunderland分類の1度，Seddon分類の神経無動作（neuraplaxia）］が，その場合CMAPはほとんど影響を受けない。さらに障害が加わると軸索が障害・変性しCMAPが低下する［Sunderland分類の2度，Seddon分類の軸索断裂（axonotmesis）］が，軸索周囲の神経内膜の損傷は生じない。さらに進行すると神経内膜まで損傷される［Sunderland分類の3度，Seddon分類の神経断裂（neurotmesis）］。神経内膜の損傷は，軸索再生の際に過誤支配が生じ，病的共同運動が生じる要因となる。実臨床では上記3つの状態がひとつの神経の中で混在する。ENoG値が

40％程度から回復後に病的共同運動が生じ始めることが指摘されており[9,10]，このことからENoG値が40％を切ると神経内膜の損傷が示唆され，回復とともに病的共同運動が出現・増悪する可能性があり，これを抑えるリハビリテーションを積極的に行う必要がある。

　注意点として発症後7～14日で測定する必要がある。顔面神経には障害部位から末梢に向けてWaller変性が生じ，完成するまでに7～10日を要する。7日以前に検査を行うと患側CMAPが大きく出てしまいENoG値が高く算出された結果，誤った予後判定になる可能性がある。

参考文献

1) 稲村博雄. Electroneurography（ENoG）の測定手技とその予後診断的意義. Facial N Res Jpn. 1997；17：16-8.
2) 小池吉郎，戸島均. 顔面神経麻痺の検査. JOHNS. 1991；7（11）：1547-58.
3) Haginomori S, Wada S, Takamaki A, et al. A novel electroneurography method in facial palsy. Acta Otolaryngol. 2010；130（4）：520-4.
4) Haginomori S, Wada S, Takamaki A, et al. A new method for measuring compound muscle action potentials in facial palsy：a preliminary study. Muscle Nerve. 2008；37（6）：764-9.
5) Kimura J. Studies of the Facial Nerve and Blink Reflex. In：Kimura J ed. Electrodiagnosis in Diseases of Nerve and Muscle：Principles and Practice, Fourth Edition. Oxford University Press, 2013：180-207.
6) May M, Klein SR, Blumenthal F. Evoked electromyography and idiopathic facial paralysis. Otolaryngol Head Neck Surg. 1983；91：678-85.
7) Ayani Y, Haginomori SI, Wada SI, et al. Latency shift in compound muscle action potentials during electroneurography in facial palsy. Eur Arch Otorhinolaryngol. 2019；276（12）：3281-6.
8) 栢森良二，三上真弘. 顔面筋複合活動電位の至適刺激部位. 末梢神経. 2007；18（2）：304-7.
9) Azuma T, Nakamura K, Takahashi M, et al. Electroneurography in the acute stage of facial palsy as a predictive factor for the development of facial synkinesis sequela. Auris Nasus Larynx. 2018；45（4）：728-31.
10) 稲村博雄. 病的共同運動の電気生理学的検査. Facial N Res Jpn. 1998；18：11-3.

④ Nerve Excitability Test（NET：神経興奮性検査）

　ENoGと同様，顔面神経を耳下部で経皮的に双極電極を用い電気刺激し，目視で顔面表情筋が収縮する最小の電流量を左右で比較する方法である。表情筋が収縮する閾値をみるため用いる電流量は小さいことが，最大上刺激を行うENoGとは異なる点である。検査に伴う疼痛など患者の苦痛はENoGに比べて小さい。ただしこちらも，神経変性の完成する発症後7～10日までは正確な診断ができない。

　NETの判定は，患側と健側との閾値の差（nerve excitability difference：NED）が3.5 mA以内であれば予後良好，3.5 mA以上あるいは患側がscale outであれば予後不良とする基準が一般に用いられる[1-4]。特に患側に20 mA以上で刺激しても収縮がみられない場合は治癒は望めない[3,4]。しかし測定結果からは変性に陥った神経の割合は分からず，したがって治癒までの期間や後遺症出現の可能性については判定できない点でENoGに劣る。また咬筋などの表情筋以外の運動も影響するため，誤差が生じやすい。

　NETは記録電極の貼付が不要であり，使用する機器はENoGに比べコンパクトであるが，ほとんどが生産中止あるいは輸入終了となっており，入手可能なものは限られる。このような背景から，予後診断としての電気生理学的検査はNETからENoGにシフトしてきている。

参考文献

1) 青柳優，石井健一. 麻痺の重症度と予後診断. ENTONI. 2010；111：12-8.

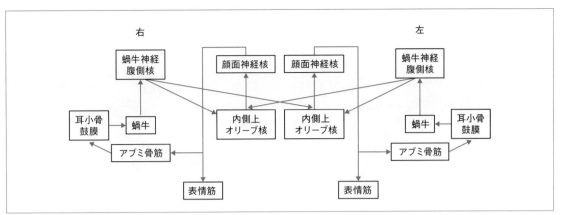

図Ⅱ-7　アブミ骨反射弓

2) 高橋伸明, 甲州秀浩, 稲村博雄, 他. Bell麻痺におけるNETの診断的意義. Facial N Res Jpn. 1996；16：121-4.
3) Jonkees LBW. Nerve excitability test. In：Facial Nerve Surgery, ed by Fisch U. Kugler and Aesculapius, Amstelveen and Birmingham, 1977；83-6.
4) Laumans EPJ, Jongkees LBW. On the prognosis of peripheral facial paralysis of endotemporal origin. Ann Otol Rhinol Laryngol. 1963；72：621-36.

⑤ アブミ骨筋反射 (SR)/音響性耳小骨筋反射 (AR)

① 背景

　アブミ骨筋神経は，錐体部近傍で顔面神経から分岐してアブミ骨筋に運動神経の枝として分布し，アブミ骨筋反射 (SR)/音響性耳小骨筋反射 (AR) でアブミ骨筋が収縮し，内耳への過大音圧を防止する。日常臨床で観察される音響性耳小骨筋反射は顔面神経支配によるSRである。この測定は，顔面神経や脳幹の機能検査，中耳・内耳機能の診断，他覚的聴力検査法として臨床応用されている[1]。障害部位診断，簡易の予後診断，顔面神経後遺症としての検出に有用である。

② 解説

　SR (AR) は求心路が蝸牛神経で遠心路は顔面神経である反射弓を介し，強大音刺激によりアブミ骨筋が両側性に収縮するものである (図Ⅱ-7)。アブミ骨筋が収縮すると耳小骨を介して鼓膜が変位し，鼓膜のコンプライアンスが減少するため，内耳の強大音からの保護機能を担うとされている[2]。インピーダンスオージオメーターを用いて測定する。中耳，内耳を含め顔面神経麻痺以外でもSR (AR) が消失する場合があるので注意を要する。刺激耳の高度難聴，検出耳の伝音系の異常，脳幹障害などではSR (AR) が消失する。事前に純音聴力検査，鼓膜所見の観察，CTなどで精査を行うことが必要である。ティンパノグラムAs型，B型，Cs型では検査の意義はなく，C型の場合ではコンプライアンスを調節して検査する。

　500 Hz〜4 kHzの4周波数を用いる。SR (AR) の反応閾値は正常で70〜95 dBと個体差があり，左右差が15 dB以上の場合は閾値上昇，110〜120 dB刺激で反応がなければSR消失と判定する。顔面神経の分枝と構成線維 (図Ⅱ-8A) の中でSR (AR) はアブミ骨筋神経の障害を示し，涙液分泌検査や味覚機能検査と組み合わせて，顔面神経麻痺の障害部位診断 (図Ⅱ-8B) に用いられ，外傷や腫瘍で有用である。

　予後診断にはENoGなど電気生理学的検査は必要であるが，Bell麻痺における発症3日以内の予後判

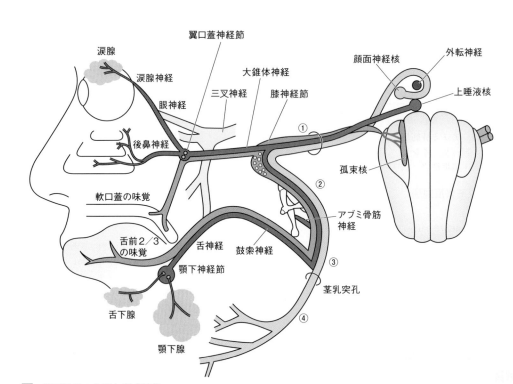

A 顔面神経の分枝と構成線維

障害部位	①	②	③	④
涙腺分泌機能検査	異常	正常	正常	正常
味覚検査（軟口蓋）	異常	正常	正常	正常
アブミ骨筋反射	異常	異常	正常	正常
唾液腺機能検査	異常	異常	異常	正常
味覚検査（舌前2/3）	異常	異常	異常	正常

B 顔面神経麻痺の障害部位診断

図Ⅱ-8 　顔面神経麻痺の障害部位

定など早期の簡易予後診断において有用であり[3]，SR（AR）陰性例は予後不良例となるが，経過中の回復傾向を示す指標としても参考とする。発症2週間以内にSR（AR）陽性例の治癒率は6カ月で100％，SR（AR）陰性例の治癒率は6カ月で75％の治癒率であった[4]。顔面神経後遺症としての検出に関する報告もある。末梢性顔面神経麻痺が6カ月以内に治癒した患者のSR（AR）を検討すると，60％が異常SR（AR），8％は味覚障害を示し，後遺症が回復しない被験者が存在した[5]。

参考文献
1) 稲村博雄. アブミ骨筋反射. CLIENT21 No9：顔面神経障害. 中山書店. 2001：100-3.
2) 神崎仁, 野村恭一. インピーダンスオージオメトリー. 中外医学社. 1979：80-94.
3) 羽藤直人, 脇坂浩之, 松本宗一. Bell麻痺における発症3日以内の予後判定. Facial N Res Jpn. 2002；22：14-6.
4) 青柳優, 戸島均, 前山裕之. アブミ骨筋反射検査法. 耳鼻咽喉科・頭頸部外科MOOK No13：顔面神経麻痺（柳原尚明編）. 金原出版. 1989：104-11.
5) Sato T, Ohta N, Tareishi Y, et al. Taste and acoustic reflex after recovery from facial muscle paralysis in patients with facial nerve palsy. Acta Otolaryngol. 2021；141：1027-32.

6 流涙検査・唾液腺機能検査

① 背景

分泌副交感神経が存在する大錐体神経による涙腺や鼻腺の分泌，鼓索神経による顎下腺，舌下腺の唾液分泌に関与し，顔面神経麻痺の際に障害されることがある。これらの機能検査は，外傷や腫瘍による麻痺の際の障害部位診断には有用である[1]。

② 解説

涙液分泌の遠心路は上唾液核・涙腺核から始まり，中間神経を経て膝神経節へ到達する。膝神経節で顔面神経本幹から分枝している大錐体神経に入り，深錐体神経（交感神経の一部）と交わり翼突管神経となり，翼突管を通り抜けて翼口蓋神経節に至る。ここで節後神経細胞とシナプス結合し，節後神経は上顎神経から分枝した頬骨神経とともに眼神経の涙腺神経より涙腺に入る。分泌副交感神経は鼓索神経，舌神経から顎下腺，舌下腺に到達する（図Ⅱ-8A）。

涙液分泌機能検査として一般的に施行されるのはSchirmer試験第1法である[2]。点眼麻酔を使用せずに，自由開眼状態で行う。濾紙としてはSchirmer試験紙，Whatman No.41試験紙，東洋濾紙No.5などが一般的に用いられる。試験紙は端5mmの位置で折り，両側下眼瞼の外側結膜部に吊るす（図Ⅱ-9）。やや上方視の状態の自由閉眼状態で，5分保ち，涙で湿った長さを測定する。10～30mmで正常，5mm以下が異常であるが，個人差もあり顔面神経麻痺側が健側の1/2以下で涙腺分泌機能の低下と判定する。不完全治癒群では完全治癒群に比べて涙腺機能は有意に低く，完全麻痺群では不全麻痺群と比して有意に涙腺機能低下を認める[2]。一方で，流涙検査は再現性に乏しく信頼性は必ずしも高くはない。

唾液腺シンチグラフィーは唾液腺（耳下腺，顎下腺）の機能を画像によって診断する検査である。テクネチウム（$^{99m}TcO_4^-$）を静脈注射し，左右の耳下腺，顎下腺に集積する様子を経時的に15分間撮像し，唾液分泌刺激物を口腔内に投与し2分間刺激，分泌される様子を15分間撮像し排泄される経過を画像処理，左右の唾液腺の機能を比較判定する。唾液腺シンチグラフィーは，Bell麻痺やHunt症候群の予後診断に有用であると報告されている。Bell麻痺患者の発症7日目の分泌刺激後シンチグラフィーで，正常側と比較して排出率（washout ratio：WR）は0.37（0.8以下で異常）で顎下腺機能の低下がみられ不完全治癒例となっている[3]。

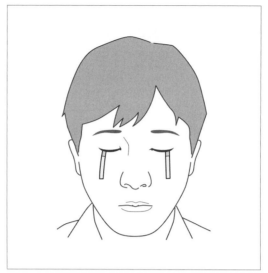

図Ⅱ-9　Schirmer試験における濾紙の設置部位

　流涙検査・唾液腺機能検査は，味覚検査，アブミ骨筋反射とともに，外傷や腫瘍による顔面神経麻痺での障害部位診断（図Ⅱ-8B）に有用である。側頭骨骨折の外傷性顔面神経麻痺の手術前検査[4]に用いられる。顔面神経麻痺後の後遺症である「ワニの涙」に対するボトックスの効果判定評価に用いる場合もある[5]。

参考文献

1) 山田武千代. 耳鼻咽喉科学的検査（顔面神経領域）涙腺検査・唾液腺機能検査・障害部位診断検査. JOHNS. 2013；29：1569-72.
2) Kawamoto H, Ikeda M. Evaluation of greater petrosal nerve function in patients with acute peripheral facial paralysis：comparison of soft palate electrogustometry and Schirmer's tear test. Acta Otolaryngol Suppl. 2002；546：110-5.
3) Taki J, Yamamoto W, Nakajima K, et al. Prediction of prognosis in peripheral facial nerve paralysis using submandibular gland scintigraphy. J Nucl Med. 1998；39：716-21.
4) Honnurappa V, Vijayendra VK, Mahajan N, et al. Facial Nerve Decompression After Temporal Bone Fracture-The Bangalore Protocol. Front Neurol. 2019；10：1067.
5) Girard B, Piaton JM, Keller P, et al. Botulinum neurotoxin A injection for the treatment of epiphora with patent lacrymal ducts. J Fr Ophtalmol. 2018；41：343-9.

7　味覚検査

　腫瘍性顔面神経麻痺における障害部位診断には有用であるが，Bell麻痺，Hunt症候群など末梢性顔面神経麻痺の予後診断，障害部位診断としては補助的な意味しか持たない。

　舌前2/3の味蕾を司る鼓索神経は顔面神経の側頭骨内分枝であり，顔面神経錐体部（第2膝部）から茎乳突孔の間で分枝する。味覚の神経線維は鼓索神経から膝神経節を経て中間神経となり孤束核に至る。一方で，舌後1/3の味覚・知覚は舌咽神経が支配し，軟口蓋領域の味覚は顔面神経の別分枝である大錐体神経が司る。

　したがって，顔面神経麻痺においては鼓索神経や大錐体神経の障害が生じるために味覚障害を引き起

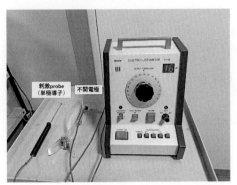

図Ⅱ-10　電気味覚計 (RION社製 TR-06)

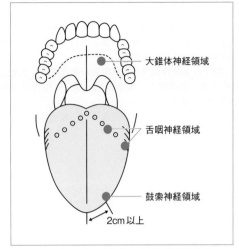

大錐体神経領域

舌咽神経領域

鼓索神経領域

2cm以上

図Ⅱ-11　電気味覚検査における測定部位

こし，この障害の有無/程度を評価するための検査が行われることになる。味覚検査には電気味覚検査と濾紙ディスク法が挙げられるが，後者は「甘味」「塩味」「酸味」「苦味」といった定性試験であり，顔面神経麻痺診断にはあまり用いられない。

① 電気味覚検査 (Electrogustometry：EGM)

舌に弱い直流の電流を流すと酸味や金属味を感じる。これを利用して刺激の強さを増減させて味覚閾値を測定する方法である。一般的には電気味覚計 (RION社製，TR-06型) が用いられる (図Ⅱ-10)。

被検者の首か腕に不関電極を挟み，probeを舌や軟口蓋に当てて電流を流す。刺激を感じた場合にのみ手にした応答スイッチを押してもらう。刺激の単位は $8\,\mu A$ を $0\,dB$ として，$-6\,dB \sim 34\,dB$ の間で，$2\,dB$ 刻みで測定可能であり，刺激は上昇法で測定する。測定部位は鼓索神経領域，舌咽神経領域，大錐体神経領域について左右計6カ所行う (図Ⅱ-11)。顔面神経麻痺診療においては，特に鼓索神経領域と大錐体神経領域の測定が重要である。日本人の正常値は鼓索神経 $0\pm8\,dB$，舌咽神経 $4\pm14\,dB$，大錐体神経 $10\pm22\,dB$，左右差については $4\,dB$ 以内とされていて，$6\,dB$ 以上の左右差は患側の閾値上昇と判断する[1]。$30\,dB$ 程度の強い刺激の場合には痛みを訴えることがあるが，この場合は三叉神経の分枝である舌神経における痛覚受容と考えられるため，味覚閾値とはしないのが一般的である。

② 味覚検査の意義

顔面神経麻痺診療における味覚検査の予後診断的価値については，一部で肯定的意見[2]も見られるものの，一般的には味覚検査結果のみから顔面神経麻痺予後を推定することは困難と捉えられている[3-5]。あくまでエレクトロニューログラフィー (Electroneurography：ENoG) 検査や神経興奮性検査 (Nerve Excitability Test：NET) に基づく電気生理学的予後診断の補助的意味合いしか持たない。

過去に尊重されたような障害部位診断としての意義も現代においては薄れており，Bell麻痺やHunt症候群においてはその神経障害程度に影響されると考えられている。一方で，側頭骨骨折などによる外傷性顔面神経麻痺や腫瘍性顔面神経麻痺においては，鼓索神経領域の味覚閾値上昇は顔面神経乳突部より中枢の障害を示し，逆にこれが認められなければ障害部位は茎乳突孔から側頭骨外 (耳下腺内) と推察される。大錐体神経領域の閾値上昇があれば膝部よりもさらに中枢の障害と考えられる。

参考文献
1）池田稔．味覚検査．CLIENT 21 No. 9：顔面神経障害（青柳優編）．中山書店．2001：93-6．
2）東辻英郎．顔面神経麻痺の予後診断における顎下腺唾液流量検査の有用性について―各種検査との対比において．耳鼻臨床．1981；74：657-97．
3）杉山順子．末梢性顔面神経麻痺例の検査成績と予後．耳鼻．1983；29：198-207．
4）木崎久喜，羽藤直人，本多伸光，他．末梢性顔面神経麻痺患者における味覚障害と臨床像の検討．Facial N Res Jpn．2004；24：87-9．
5）中川五男，日高昌三，岡田泰典，他．顔面神経麻痺の予後とその予測因子．日本ペインクリニック．2006；13：107-12．

⑧　ウイルス学的検査

　末梢性顔面神経麻痺の主要病因は水痘帯状疱疹ウイルス（varicella-zoster virus：VZV）または単純ヘルペスウイルス1型（herpes simplex virus type 1：HSV-1）の再活性化である。

① VZV再活性化の診断

　Ramsay Hunt症候群は典型的な皮膚または粘膜疹と神経症状があれば診断は容易である。しかし，帯状疱疹が外耳道の発赤など外耳炎様症状を呈する非典型例，疱疹を伴わない無疱疹性帯状疱疹（zoster sine herpete：ZSH）も存在することから，ウイルス学的検査が重要となる。一般的には血清検査により，補体結合反応（complement fixation test：CF）の抗体価または酵素免疫測定法（enzyme immunoassay：EIA）のIgG抗体価の変動を，初診時と2〜3週後の回復期で比較することにより行う。近年はEIA法が主に使われている。EIAの結果はindexで表示され，2倍以上の変動を有意とみなす[1]。また，VZV再活性化の場合，EIAのIgM抗体は陽性化しないことも多く，また初診時に陰性でも発症1週以後に陽性となることもあり，検査時期に注意が必要である。さらに，初感染時に比べ抗体価が低く，陽性と陰性の境界値（グレーゾーン）を示すこともよくある。

　PCRによる核酸検出法では，Ramsay Hunt症候群の急性期において疱疹・唾液・涙液・末梢血単核球などからVZV DNAを検出できる[2]。健常者においてはこれらの検体中にVZV DNAが検出されることがないので，VZV DNA陽性であれば確定できる。

　本邦で施行された多施設共同研究の結果，Bell麻痺症例においてEIA法による抗VZV-IgG抗体の有意変動は6〜9%，IgM抗体陽性化は5%にみられた[3,4]。またPCR法による唾液中VZV DNA陽性率は3〜11%であり，PCRの方法，検体採取の回数，すなわち1回のみ調べるか，再診のたびごとに調べるかなどで異なる。初診時に検出される率は3〜5%とそれほど高率ではない。一方，PCRと血清抗体価検査を組み合わせて診断すると，ZSHは臨床的Bell麻痺の8〜19%を占める[3,4]。つまり，これらの検査を組み合わせて総合的に診断することの重要性，発症早期診断の限界が明らかとなった。

　ZSHはHunt症候群と同様に完全麻痺症例が多く，また麻痺の治癒率も不良であることから，適切なウイルス診断によりBell麻痺と鑑別する必要がある。

② HSV再活性化の診断

　HSV再活性化時には血清抗体価の有意の変動を認めることは稀であり，Bell麻痺症例においても抗HSV抗体価の有意の変動を認める頻度は低く，平均3.7%であったと報告されている[5]。一方，Bell麻痺症例においては，対照群と比較して血清抗HSV抗体の保有率が有意に高いことが，いくつかの研究において明らかにされており，HSV再活性化がBell麻痺発症に関与していることを疑わせる一つの証拠とみなされている[3]。

　PCRによる核酸検出法では，発症早期に採取したBell麻痺患者の唾液からHSV-1が検出されること
が報告されている[3]が，HSV-1は健常者においても無症候性に再活性化するため，HSV-1の検出すな
わち麻痺の原因であると断定することはできない。

　以上のようにHSV再活性化のウイルス学的診断には限界があることにより，Bell麻痺における
HSV-1再活性化の病因診断は困難であり，HSV-1再活性化例がBell麻痺の何％を占めるのかを直接求
めることはできない。

参考文献
1) 相澤寛志，古田康，大谷文雄，他. 末梢性顔面神経麻痺症例におけるVZV再活性化の血清診断-EIA法による抗VZV
IgG抗体価の変動について-, Facial N Res Jpn. 2002；22：53-5.
2) 古田康：末梢性顔面神経麻痺における水痘帯状疱疹ウイルス再活性化動態の解析と治療への応用. 耳喉頭頸, 2003；
75：766-79.
3) Kawaguchi K, Inamura H, Abe Y, et al. Reactivation of herpes simplex virus type 1 and varicella-zoster virus and
therapeutic effects of combination therapy with prednisolone and valacyclovir in patients with Bell's palsy. Laryn-
goscope. 2007；117：147-56.
4) Hato N, Yamada H, Kohno K, et al. Valacyclovir and prednisolone treatment for Bell's palsy：a multicenter, ran-
domized placebo-controlled study. Otol Neurotol. 2007；28：408-13.
5) Morgan M. Facial palsy and infection：The unfolding story. Clin Infect Dis. 1992；14：263-71.

9　CT・MRI検査

① 背景

　Bell麻痺やHunt症候群において，ガドリニウム（Gd）造影MRIで側頭骨内顔面神経が造影増強され
る[1,2]。Gdによる造影効果の病態により，Bell麻痺とHunt症候群それぞれに対する治療方針の情報追
加，腫瘍性病変の除外に有用である。側頭骨骨折に対する画像診断では，CTが必須であり，骨折の部
位や程度を観察するのに重要である。

② 解説

　Gdによる造影増強効果の機序として，側頭骨内顔面神経のblood-nerve barrierの破綻[3]，血管透過
性の亢進，炎症により浮腫が生じGdで描出されることが推測される。麻痺発症1〜3週間をピークに，
膝部を中心に迷路部から鼓室部の顔面神経が造影増強される（図II-12）。

　麻痺側では非麻痺側に比べ有意にGdによる造影増強効果が強い[4]。Hunt症候群では内耳道内（前庭
神経あるいは蝸牛神経）が造影増強されることがある（図II-13）。また，T2強調画像で乳突洞の高信号
強度を認め，その発生率はBell麻痺より有意に高いことも報告されている[5]。Gdによる造影増強効果の
部位は麻痺の経過とともに末梢方向に移動する[6]。

　Bell麻痺と診断され，治療後も進行したり再発する場合は，腫瘍を疑うために画像検査（CT・MRI）
が有用である。顔面神経の迷路部から鼓室部以外の部位にGdによる造影増強効果があり，造影部位が
神経の大きさ以上に拡大している場合には，神経鞘腫などの腫瘍性疾患を疑う（図II-14）。顔面神経鞘
腫は膝神経節部位が好発であるが他部位にも発生する（図II-15）。膝部に好発する血管腫は，腫瘍サイ
ズが小さくても麻痺をきたす頻度が高くMRIのみでは診断が困難な場合があり，薄切CT（0.5 mm程
度）による顔面神経管の拡大と石灰化の所見が診断のポイントになる（図II-16）。転移による病変も念
頭に置く必要がある。

　顔面神経麻痺におけるCT・MRIの活用方法では，急性麻痺でも麻痺の回復が遷延する症例，進行性

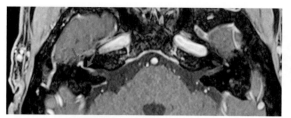

図II-12　Bell 麻痺のMRI 所見
膝部を中心に迷路部の顔面神経が造影増強される（矢印）。

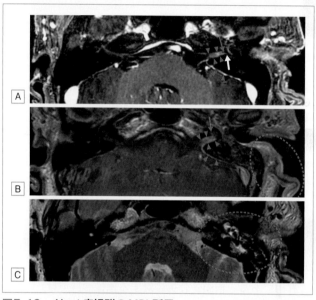

図II-13　Hunt症候群のMRI 所見
A：T1強調画像で左顔面神経の迷路部（白矢印）と上前庭神経（色矢印），内耳道底領域と硬膜が造影あり（矢頭）。
B：左蝸牛の基底回転が軽度，左内耳道と硬膜（矢頭），左側耳介（点線囲み）が造影強調認める。
C：T2強調画像で乳突洞の高い信号強度あり（点線囲み）。

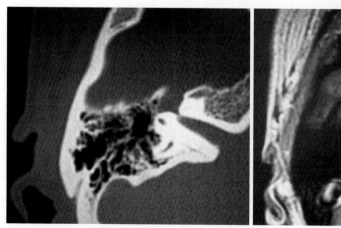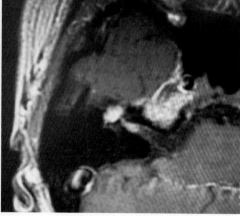

図II-14　膝部・顔面神経鞘腫のCT・MRI所見
左：CTでは内耳道の軽度拡大と膝部に骨破壊と拡大を認める。
右：MRIで内耳道内と膝部にGdによる造影増強効果を認める。

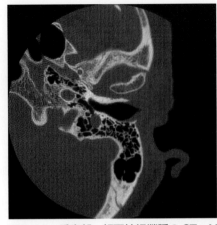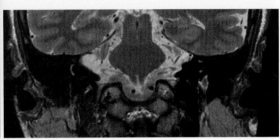

図Ⅱ-15　垂直部・顔面神経鞘腫のCT・MRI 所見
左：CTでは顔面神経垂直部の骨破壊と拡大を認める。
右：MRIで垂直部にGdによる造影増強効果を認める。

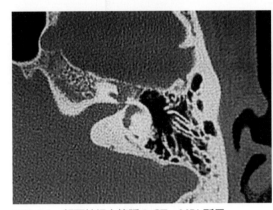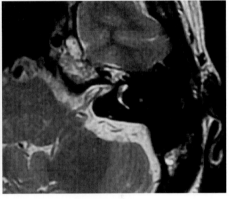

図Ⅱ-16　顔面神経血管腫のCT・MRI 所見
左：CTでは膝部の骨破壊と拡大，腫瘍内に石灰化がみられる。右：MRIで膝部に病変を認める。

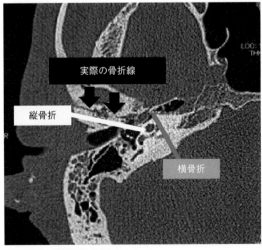

図Ⅱ-17　側頭骨骨折
側頭骨骨折には縦骨折と横骨折があり診断にはCTが有
用である。

麻痺，再発など，通常のBell麻痺やHunt症候群と異なり非典型的な経過を呈する例には，Gd造影MRI，側頭骨をターゲットにした薄切CTが有用である。

　側頭骨骨折には高頻度な縦骨折と，低頻度な横骨折がある（図Ⅱ-17）。鼓室や内耳に骨折がある場合には，難聴の原因や伝音再建手術の必要性などの判断にもCTが有用である。

参考文献

1）Daniels DL, Czervionke LF, Millen SJ, et al. MR imaging of facial nerve enhancement in Bell's palsy or after temporal bone surgery. Radiology. 1989；171：807-9.
2）Minakata T, Inagaki A, Sekiya S, et al. Contrast-enhanced magnetic resonance imaging of facial nerve swelling in patients with severe Ramsay Hunt syndrome. Auris Nasus Larynx. 2019；46：687-95.
3）Tien R, Dillon WP, Jackler RK. Contrast-enhanced MR imaging of the facial nerve in 11 patients with Bell's palsy. AJNR. 1990；11：735-41.
4）Gebarski SS, Telian SA, Niparko JK. Enhancement along the normal facial nerve in the facial canal：MR imaging and anatomic correlation. Radiology. 1992；183：391-4.
5）Choi JW, Lee J, Lee DH, et al Mastoid effusion on temporal bone MRI in patients with Bell's palsy and Ramsay Hunt syndrome. Sci Rep. 2021；11：3127.
6）Yanagida M, Ushiro K, Yamashita T, et al. Enhanced MRI in patients with Ramsay-Hunt's syndrome. Acta Otolaryngol（Stockh）Suppl. 1993；500：58-61.

3　末梢性顔面神経麻痺に対する治療

1　薬物治療

　Bell麻痺，Hunt症候群，外傷性麻痺の3疾患は，全て側頭骨内の神経浮腫を主病態とする。また浮腫は，絞扼，虚血の悪循環により髄鞘や軸索の変性を進行させる。麻痺は発症後1週程度は増悪する場合が多いため，軽症・中等症・重症の判断は，麻痺発症後1週頃に行う。顔面神経麻痺の治療は，この悪循環を断ち切り，神経変性の進行を阻止すると同時に，本来，人体がもっている治癒機転が働く環境を整えることにある。したがって，治療には炎症や浮腫を軽減させるステロイドが中心となる。ステロイド投与には副作用があるため，糖尿病，高血圧，消化管潰瘍，精神疾患，肝炎，妊娠などを合併する症例には，専門医と相談し慎重に投与する。

① ステロイドの投与方法（CQ1-1〜4：pp.67〜79，CQ2-1〜3：pp.86〜92，CQ3-1：p.102参照）

　ステロイドの抗炎症，抗浮腫効果は用量依存である[1]。ステロイドは軽症例（柳原法20/40点以上）に対しては，プレドニゾロンで30 mg/日（0.5 mg/kg/日），中等症例（柳原法18〜12/40点）には60 mg/日（1 mg/kg/日）を経口投与し，重症例（柳原法10点以下）には120〜200 mg/日（2〜3 mg/kg/日）を点滴静注し，7〜10日間で漸減終了するのが一般的である[2]。ステロイドは早期に投与するほど有効で，できれば発症当日や翌日には投与を開始すべきであり，遅くとも浮腫が高度となる7日以内の急性期投与開始が望ましい。一方，亜急性期（発症8〜14日）以降はさらなる麻痺の悪化は生じないため，ステロイドは軽症例（柳原法20/40点以上）には使用せず，中等症例や重症例には急性期に準じて投与する。なお，ステロイドの麻痺発症14日以降の投与開始は効果が期待できないため推奨されない。

　また，ステロイドの局所投与方法として，ステロイド鼓室内注入療法がある。鼓膜を麻酔後デキサメタゾン等のステロイドをカテラン針等で刺入し，経鼓膜鼓室内投与後15〜30分程度嚥下を禁止し，鼓室内の薬剤を顔面神経に移行させる方法である。通常デキサメタゾンを1.65〜5 mg/回で複数回投与する。中等症および重症例には，ステロイド全身投与への上乗せとして投与が推奨される。糖尿病，高血圧，消化管潰瘍，精神疾患，肝炎，妊娠などの合併がある患者へは，全身ステロイドの代替としても考慮される投与方法である。

② 抗ヘルペス薬の投与方法（CQ2-4：p.93参照）

　Bell麻痺，Hunt症候群に対しては，抗ヘルペス薬の投与も重要である[3,4]。Bell麻痺は主として単純ヘルペスウイルス（HSV），Hunt症候群は水痘帯状疱疹ウイルス（VZV）の再活性化により発症する。麻痺の病態は，ウイルス性の神経炎であるため，ウイルスの増殖を抑制する抗ヘルペス薬の投与は理に適っている。抗ヘルペス薬はウイルスの合成阻害薬であり，既に増殖したウイルスには無効である。したがって，できるだけ早期，遅くとも発症3日以内の投与開始が必須である[5]。Bell麻痺では，抗ヘルペス薬は中等症，重症例にのみ使用し，HSV用量の抗ヘルペス薬を5日間経口投与する（図Ⅱ-18）。ただし，重症例で耳介の発赤や強い耳痛，味覚障害などを伴う症例では不全型Hunt症候群（ZSH）を考慮して，抗ヘルペス薬をVZV用量に増量し1週間投与する。また，発症数日間は麻痺が悪化することが

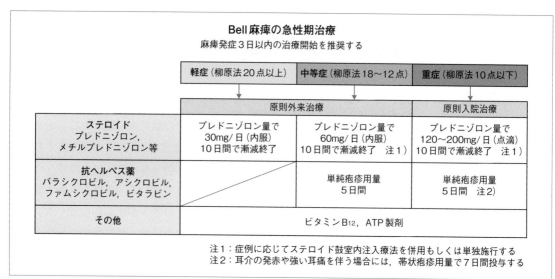

図Ⅱ-18　Bell麻痺の急性期治療

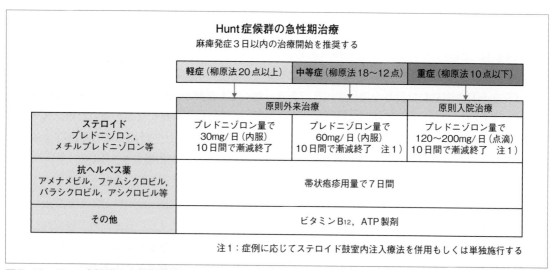

図Ⅱ-19　Hunt症候群の急性期治療

あるため，軽症例においても数日後に再診し，麻痺が進行している場合には中等症，重症例に準じた治療に変更する。Hunt症候群に対しては，ステロイドに加え，抗ヘルペス薬をVZV用量で早期に十分量投与することが肝要である（図Ⅱ-19）[6]。なお，腎機能障害患者に対する抗ヘルペス薬投与の際は，副作用に十分注意する。

③ その他の薬剤

　末梢神経は，神経損傷の直後より神経再生の機序が働いていることはよく知られている。神経再生の補助目的で，慢性期にはビタミンB₁₂製剤やATP製剤が投与される場合が多い。ただし，末梢性顔面神経麻痺治療で最も重要なのは，発症2週以内の早期治療であり，慢性期の薬物治療の効果は軽微なもの

に留まると考えられている。

参考文献
1) Grogan PM, Gronseth GS. Practice parameter：Steroids, acyclovir, and surgery for Bell's palsy（an evidence—based review）：report of the Quality Standards Subcommittee of the American Academy of Neurology. Neurology. 2001；56：830-6.
2) Stennert E. New concept in the treatment of Bell's palsy. In：Disorders of the Facial Nerve, New York：Ravan Press, 1982/1996, pp313-7.
3) Quant EC, Jeste SS, Muni RH, et al. The benefits of steroids versus steroids plus antivirals for treatment of Bell's palsy：a meta-analysis. BMJ. 2009；339：b3354.
4) de Almeida JR, Al Khabori M, Guyatt GH, et al. Combined corticosteroid and antiviral treatment for Bell palsy：a systematic review and meta-analysis. JAMA. 2009；302：985-93.
5) Hato N, Murakami S, Gyo K. Steroid and antiviral treatment for Bell's palsy：Lancet. 2008；371（9627）：1818-20.
6) Murakami S, Hato N, Horiuchi J, et al. Treatment of Ramsay Hunt syndrome with acyclovir—predinizone：significance of early diagnosis and treatment. Ann Neurol. 1997；41：353-7.

2 顔面神経減荷手術（CQ1-5：p.80，CQ2-5：p.96，CQ3-2：p.103参照）

　顔面神経減荷手術は，側頭骨の細く長い骨管内に主病変を持つBell麻痺，Hunt症候群，側頭骨骨折に伴う外傷性麻痺の3疾患に対して，神経浮腫に伴う絞扼解除の観点からみれば合理的，かつ究極的な治療法である。ただし，末梢性顔面神経麻痺は致死的な疾患でないことから，基本的には，侵襲の強い外科的治療よりは保存的治療が第一選択となる。よって，減荷手術の位置づけは，高度麻痺患者のうち，ステロイド療法を中心とした保存的治療の成績不良例か，または成績不良が予測される症例に限定される[1]。いずれにしても，減荷手術は麻痺急性期において最終的に選択される治療法として位置づけられる。以下，手術適応，手術時期，術式（減荷範囲）について概説する（図Ⅱ-20）。

　減荷手術の適応は麻痺重症例である。麻痺の程度では柳原法（40点法）で10/40以下，House-Brackmann法でgradeⅤ〜Ⅵの高度麻痺で，電気生理学的にも高度な神経変性（ENoG：10%以下，NET：10 mA scale out）を認めた際に適応となる。変性の進行を阻止する観点からは，手術時期は可能な限り早期であることが理想的である[2]。欧米では，発症2週以内の早期手術が推奨されているが，本邦では2週以降の手術も行われている。軸索変性の割合が100%（ENoG：0%）となれば，完全神経変性状態と考えられ，病的共同運動や表情筋の拘縮等の後遺症は必発となる。完全神経変性に至れば，顔面神経減荷手術そのものには再生促進効果はないため有効性は低く，発症後1カ月以上経過した晩期手術の効果には限界が存在する。なお，稀ではあるが晩期減荷手術であっても水平部の顔面神経ヘルニアを解除することで良好な回復を認める症例や，腫瘍性病変の発見に寄与することがある。

　Bell麻痺やHunt症候群に対しては，欧米では内耳道底までの減荷を必要とする立場であり，経中頭蓋窩法と経乳突法を併用した全減荷が選択される場合が多い[3]。本邦は膝神経節部を含めれば迷路部の減荷は部分的でよいとする立場であり，経乳突法で行う膝神経節より末梢の減荷手術が主流である[4]。全減荷手術は開頭を伴うため手術侵襲が大きく，頭蓋内出血や髄液漏など重篤な合併症の危険性がある。一方，経乳突法の減荷手術では，耳小骨操作は必要なものの，重篤な合併症は少ない。外傷性麻痺では，即発性の高度麻痺に対し，損傷部神経周囲に限局した減荷が行われている。外傷性麻痺に対する手術至適時期は2週間以内と考えられている。

　なお，減荷した顔面神経の神経鞘の切開可否については長年議論されてきたが，統一した見解はな

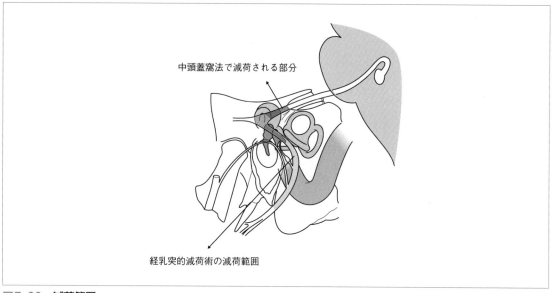

中頭蓋窩法で減荷される部分

経乳突的減荷術の減荷範囲

図Ⅱ-20 減荷範囲
中頭蓋窩法では，内耳道底のmeatal foramen から膝神経節部に至る迷路部を減荷する。経乳突的減荷術では，膝神経節部を含めて鼓室部（水平部），乳突部（垂直部）を減荷する。減荷は，茎乳突孔まで完全に行うことが重要である。この術式でも，迷路部のかなりの部分が減荷できるが，最も狭いmeatal foramen を開放することは難しい。

い。神経鞘の切開は，Schwann細胞の栄養血管を損傷する可能性，瘢痕抱縮を形成する可能性などを否定できないが，減荷の目的では適っている。このことを考慮すれば，切開の有無，その程度は術者の裁量内にある。

　顔面神経減荷手術は，保険収載された治療法であるが，その意義や方法に国際的なコンセンサスがまだ得られていない。今後の前向きランダム化比較試験による有効性検証が必須である。また，再生医療を融合させた新たな顔面神経再生促進手術としての展開が期待される。

参考文献

1) Schaitkin BM, May M, Podvinec M, et al. Idoppathoc (Bell's) palsy, herpes zoster cephalicus, and other facial nerve disorders of viral origin. In：The Facial Nerve (May M, Schaitkin BM eds.)，New York：Thieme, 2000；pp319-38.
2) Gantz BJ, Rubinstein JT, Gidley P, et al. Surgical management of Bell's palsy. Laryngoscope. 1999；109：1177-88.
3) Fisch U. Surgery for Bell's palsy. Arch Otolaryngol. 1981；107：1-11.
4) Yanagihara N, Hato N, Murakami S, et al. Transmastoid decompression as a treatment of Bell palsy. Otolaryngol Head Neck Surg. 2001；124：282-6.

3　リハビリテーション治療（CQ4-1：p.106参照）

1　急性期のリハビリテーション治療

　本ガイドラインでは，顔面神経麻痺の経過の区分を，一般的なリハビリテーション診療で用いられる区分を踏まえ急性期，回復期（発症から3〜12カ月），生活期（発症から12カ月以降）とした。しかし，顔面神経麻痺の場合3，4カ月以降の回復期は，麻痺の回復とともに機能異常も出現する時期となる。本ガイドラインで回復期としたが，一般的に「慢性期」という表現が用いられることも多い。

① 急性期リハビリテーション治療（リハビリテーション）の目的

本項では，弛緩性麻痺の状態で発症したのち随意性改善まで時間を要する重度の顔面神経麻痺を想定し話を進める。ウイルス感染後の顔面神経麻痺の場合，発症・急性期治療後3〜4カ月経過したのち神経再生が起こり，徐々に随意性が改善することが多い。随意性改善前の弛緩性麻痺の状態を想定し急性期におけるリハビリテーション，および患者教育・生活指導を含め概説する。

重度の顔面神経麻痺では，リハビリテーションを何も行わないと，随意性改善にあわせて顔面筋のこわばりが生じ，顔面が重く痛くなる。この痛みは後頭部痛や肩こりまで引き起こすことがある。また，対称的で粗大な筋力強化運動（以下，粗大筋力運動）を行うと，（患側顔面筋が一塊となって動く）病的共同運動が生じることがある。さらに強力な随意運動を続けると，患側表情筋の短縮が進み，安静時でも眼裂狭小化，鼻唇溝深化，頬筋膨隆，口角外転挙上が固定した顔面拘縮が生じる[1]。

顔面神経麻痺発症後急性期におけるリハビリテーションの目的は，この病的共同運動と顔面拘縮という代表的な2つの後遺症を予防・軽減することである[1]。そして閉眼と笑顔の獲得，口唇機能の改善である[2]。

② 患者教育

重度の顔面神経麻痺を発症した患者は精神的に大きなダメージを負っている場合が多い。医療者側は，患者の心理に寄り添って治療に当たるスタンスをとる必要がある。リハビリテーションは，患者の積極的な関与を必要とする点で他の治療手段と異なる[2]。モチベーションを保ち，訓練に能動的に関われるように常に支持的なサポートを行うように心がける。

顔面神経麻痺におけるリハビリテーションは自宅での自主訓練が中心になる。正しく訓練を行ってもらうために，患者に解剖や病態を教育し理解を促す必要がある。そのために，表情筋の解剖や運動，顔面神経の走行を，イラストなどを用いて解説する[1,2]。そして今後出現する可能性がある病的共同運動や拘縮を動画やイラストを参考に説明し理解してもらう。

病的共同運動・拘縮の増悪を防ぐために，粗大筋力運動と低周波治療は行わないように説明する。これらの治療は後遺症を増悪させ，表情筋の非対称性を強めてしまう[1-4]。

病的共同運動や拘縮は完成してしまうと改善が難しいため出現初期から対応し，増悪させないようにする。患者・医療者間の連携を深め，徴候出現時には速やかに訓練プログラムの変更・修正や日常生活の再指導を行う。

③ 温熱療法

麻痺側の顔面は随意性低下により血行不良になる場合がある[5]。冬場などは特に多いため，熱傷などに十分注意し，蒸しタオルなどを使用した温熱療法を指導する[3]。

④ 筋伸張マッサージ・ストレッチ

拘縮・循環不全の予防として弛緩性麻痺の段階から表情筋の筋伸張マッサージを指導する（図Ⅱ-21）。イラストで筋の走行などを理解させた上で，筋をほぐすように優しく行う[1-4]。眼輪筋や口輪筋，頬骨筋群などから行い，頭痛がある場合は頭皮なども行う（図Ⅱ-21）。具体的には手指を用いて表情筋を伸張（ストレッチ）させるようにマッサージを行う[1]。縦縦，横横，丸く，と，3〜4回マッサージを実施する。前頭筋，眼輪筋，頬骨筋群，口輪筋，広頸筋を対象とするが，特に眼輪筋，頬骨筋群，口輪筋で拘縮や病的共同運動が目立ちやすいため，徹底して行う。

頬部は口腔内からも健側の母指などを用いて行う[2,4,6]。爪で口腔内粘膜を損傷しないように清潔な母

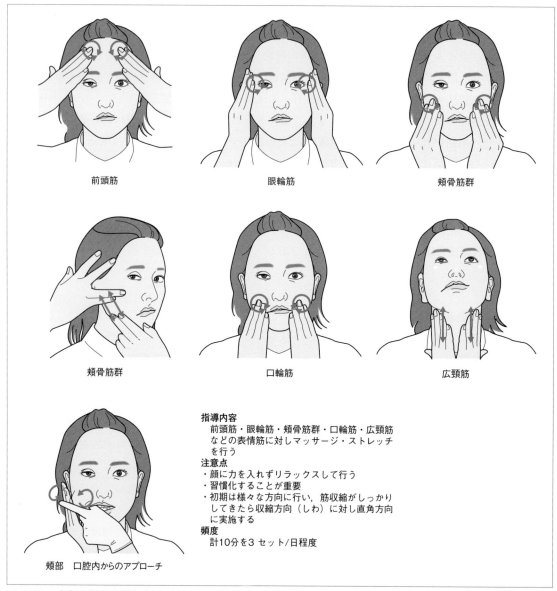

前頭筋　　　　　　　　　　　　　眼輪筋　　　　　　　　　　　　頬骨筋群

頬骨筋群　　　　　　　　　　　　口輪筋　　　　　　　　　　　　広頸筋

指導内容
　前頭筋・眼輪筋・頬骨筋群・口輪筋・広頸筋
　などの表情筋に対しマッサージ・ストレッチ
　を行う
注意点
・顔に力を入れずリラックスして行う
・習慣化することが重要
・初期は様々な方向に行い，筋収縮がしっかり
　してきたら収縮方向（しわ）に対し直角方向
　に実施する
頻度
　計10分を3セット/日程度

頬部　口腔内からのアプローチ

図Ⅱ-21　右顔面神経麻痺に対するストレッチ例

指の腹などを用いて，拘縮をきたしやすい口輪筋・頬骨筋群・口角挙筋付着部（鼻唇溝裏）を内と外から円を描くようにマッサージする。拘縮に伴う痛みや硬さが出現したら，外側に向けてストレッチを加える。下顎部に筋緊張が強い場合は口角下制筋やオトガイ筋もストレッチする。グローブを用いる場合は，アレルギーを起こさないようにラテックスフリーのものを使用する。

⑤ 上眼瞼挙筋を用いた開瞼運動

　眼輪筋のストレッチを目的に上眼瞼挙筋（動眼神経支配）を用いた開瞼を指導する[1]（図Ⅱ-22）。眉に力が入らないように「遠くを見る」「白目を大きくする」ように指導するとわかりやすい[3]。最初は開瞼に伴って前頭筋が少し収縮してもよいが，前頭筋からほかの筋への共同運動が混ざってしまうため，慣れ

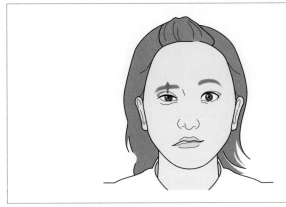

指導内容
表情筋に力を入れずに開瞼運動を指導
・上眼瞼挙筋（動眼神経支配）を利用
・前頭筋収縮に伴う閉瞼の病的共同運動
　を誘発しない
注意点
　眉を動かさないよう持続的な開瞼指導
「遠くを見つめる」
「白目を大きく見せる」等指導
頻度
　3秒保持10回を3セット/日

図Ⅱ-22　右顔面神経麻痺に対する開瞼運動

れば前頭筋は動かさないで開瞼のみを行うようにさせる。前頭筋の収縮を手で触って感じ取りながら開瞼運動を行うと理解しやすい。口を動かすと患側が閉瞼する「口から目」の病的共同運動を予防するために，食事の際にできるだけ開瞼して食事を行うように指導を行う[1]。

⑥ **日常生活指導**

　前述したように麻痺側顔面は血行不良が生じやすい。冬場はマフラーなどで防寒し，夏場はクーラーや扇風機の冷気に直接当たらないようにする。

　閉瞼できず兎眼となるため角膜の障害をきたす可能性がある。ホコリや乾燥から眼を保護するために眼帯や眼鏡などを着用するとよい。また点眼剤の使用も効果的である。

　弛緩性麻痺では口唇閉鎖ができないためにコップからの水分摂取が困難となる。指で口唇閉鎖を補助する等の工夫が必要になる。麺類摂取時やストロー使用時に強い吸引を繰り返すことは，「口から目」の病的共同運動出現・増悪の誘因となり得る。力んで吸引しないように指導を行う。固形物では，嚥下後に口腔内に食塊が残留することがある。水分との交互嚥下や，食後のうがいも指導する。

参考文献

1) 栢森良二．第10章　急性期のリハビリテーション，顔面神経麻痺のリハビリテーション．医歯薬出版．2010：74-83.
2) Diels HJ, Combs D. Neuromuscular retraining for facial paralysis. Otolaryngol Clin North Am. 1997；30：727-43.
3) 立花慶太，松代直樹，張知恵，他．特集/顔面神経麻痺のリハビリテーション　顔面神経麻痺における理学的リハビリテーションの実際とその効果について，MB Med Reha No.2010；126：21-8.
4) Robinson MW, Bajungo J, Hohman M, et al. Facial rehabilitation. Operative Techniques in Otolaryngology. 2012；23：288-96.
5) Zhang Y, Zhao L, Li J, et al. Microcirculation evaluation of facial nerve palsy using laser speckle contrast imaging：a prospective study. Eur Arch Otorhinolaryngol. 2019；276（3）：685-92.
6) Kasahara T, Toyokura M, Nitta K, et al. Analysis the effectiveness of oral massage using sono-elastography. Neurosci Biomed Engineer. 2016；4（2）：120-4.

② 回復期のリハビリテーション治療

① 回復期のリハビリテーション治療（リハビリテーション）の目的

　中等度から重度障害の顔面神経麻痺では，急性期に神経線維の多くが軸索断裂または神経断裂状態となっている。発症から3，4カ月経過すると神経軸索が再生して筋まで到達するため，随意運動の回復

徴候が認められるようになり，回復期が始まる。しかしながら，顔面神経麻痺の回復期では随意運動の回復だけでなく，病的共同運動や顔面拘縮などの後遺症も生じてくる。本項では，随意運動の回復や後遺症の出現してくる回復期におけるリハビリテーション，および患者教育・生活指導を含め概説する。

　回復期に生じてくる病的共同運動とは「麻痺側の1つの表情筋の随意的あるいは反射的な収縮によって，他の表情筋が不随意的に収縮する現象」を指す[1]。例えば患者は病的共同運動によって口を動かしたら患側の閉瞼を起こし（口から目への病的共同運動），閉瞼時に口角が挙上されて（目から口への病的共同運動），日常生活上の不自由さを訴えることになる。さらに，病的共同運動は1つの表情筋収縮に伴い複数の筋群が収縮する場合があり，症状が強くなるとなかなか改善しない厄介な後遺症である。そのため病的共同運動が発現しないよう予防的アプローチである拮抗筋運動指導を実施し，発現した場合でもその改善を目的に拮抗筋運動指導とバイオフィードバック療法を開始する。発症後6カ月以降も病的共同運動が悪化することが報告されており，可能な限り継続することが望ましい[2]。

　一方，顔面拘縮とは自覚的には「顔面のこわばり」で訴えられる症状であり，臨床的には安静時の顔面非対称性で表すことができる。顔面拘縮の詳細な発症メカニズムは明らかではないが，安静時不随意収縮の持続や，神経過誤支配による拮抗筋同士の収縮により生じると考えられている[3]。

② 病的共同運動を予防するためのリハビリテーション

a. 上眼瞼挙筋を用いた開瞼運動

　「1 急性期のリハビリテーション治療」の項で述べたように，上眼瞼挙筋を用いた開瞼運動を閉瞼の拮抗運動として継続実施し，口から目への病的共同運動出現の予防を図るとともに，出現した場合には抑制法として用いる（図Ⅱ-22）。

b. バイオフィードバック療法

　主に病的共同運動に対して，視覚・触覚を用い，抑制フィードバックを行う（図Ⅱ-23, 24）。口運動時の不随意な閉瞼を予防するために，視覚を利用するため鏡を利用したミラーバイオフィードバック療法を行う。具体的には，鏡を見ながら患側の不随意な閉瞼が起こらないよう，口運動「ウー」と唇をとがらせる，「イー」と歯を見せるなどを行う。速く強力な口運動は，病的共同運動を増悪させるために，ゆっくりと優しく行うことがポイントである。

　一方，閉瞼時に口角が挙上される病的共同運動に対しては，閉瞼するため視覚的なフィードバックは使えない。そこで，指または手掌全体で口角を軽く触ることで口角外転挙上運動を抑制する触覚フィードバックを行う。医療用テープを利用し口角挙上運動を知覚しやすいようにして抑制するテープフィードバック療法も報告されている。全てのフィードバック療法は，自宅で1日数回に分けて計30分間程度，毎日行うように指導する。

　開始時期として顔面神経麻痺発症後3〜5カ月に病的共同運動が発現するため，少なくとも発症後3カ月ごろから予防的にミラーバイオフィードバック療法を開始する必要がある。

c. 拘縮を軽減するためのリハビリテーション

　表情筋に対する筋伸張マッサージは，リハビリテーションの柱であり顔面拘縮を予防する役割がある[4]。皮筋である表情筋は伸張することが難しく，収縮優位となっている。しかも顔面神経麻痺では，麻痺の代償に顔面神経核の興奮性が高まっているため，収縮が持続的に起こりやすく，拘縮になりやすいと考えられている。そのため，筋肉を弛緩させ，また短縮しないように徒手的に筋伸張マッサージを行う（図Ⅱ-21）。

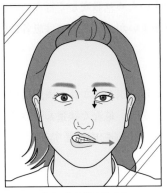

→ 力を入れる方向
➡ 同時に動かないように意識する方向

「イー」と歯を見せる

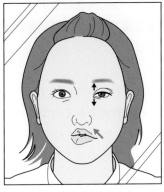

「ウー」と唇をとがらす

指導内容
　鏡を利用し左右瞼裂幅の対称性を保つ（閉瞼予防）ように意識してゆっくりと口運動（ウーと口をとがらせる，イーと歯を見せる，プーと頬を膨らませる）を実施する
注意点
・顔に力を入れずリラックスして行う
・習慣化することが重要
・弱い収縮から徐々に口運動を高め段階的にすすめる
頻度
　10回を3セット／日

II

図II-23　右顔面神経麻痺に対する鏡を使ったミラーバイオフィードバックの実際

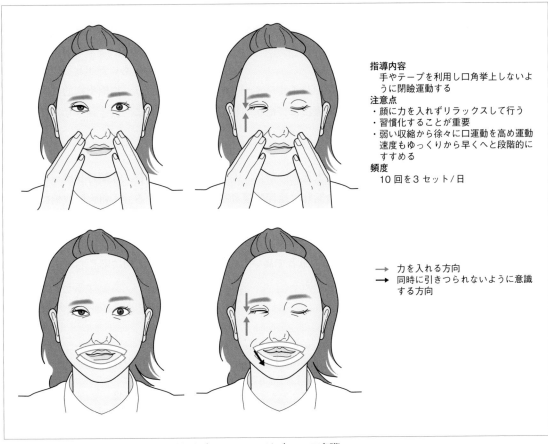

指導内容
　手やテープを利用し口角挙上しないように閉瞼運動する
注意点
・顔に力を入れずリラックスして行う
・習慣化することが重要
・弱い収縮から徐々に口運動を高め運動速度もゆっくりから早くへと段階的にすすめる
頻度
　10回を3セット／日

→ 力を入れる方向
➡ 同時に引きつられないように意識する方向

図II-24　右顔面神経麻痺に対する触覚バイオフィードバックの実際

具体的には手指を用いて表情筋を伸張（ストレッチ）させるようにマッサージを行う[1,4]。縦縦，横横，丸く，と，3〜4回マッサージを実施する。前頭筋，眼輪筋，頬骨筋群，口輪筋，広頸筋を対象とするが，特に眼輪筋，頬骨筋群，口輪筋で拘縮や病的共同運動が目立ちやすいため，徹底して行う。口腔内から徒手的に口周囲筋を伸張する方法も有効である。回数は多いほうがよいが，現実的には患者に応じて継続できる回数に調整することも必要になる[5,6]。

d. 随意運動を改善するためのリハビリテーション

前述のように，日本ではこれまで後遺症に対するリハビリテーションに主眼が置かれ，随意運動の練習については，後遺症を増悪させる懸念から勧められていなかった。しかし，最近では粗大筋力運動ではなく，個別の表情筋を選択的に動かすこと（個別的筋力訓練）で，病的共同運動の増悪することなく，随意運動の早期の回復が得られる傾向があることが示されている[7]。

③ 生活期のリハビリテーション治療

① 生活期のリハビリテーション治療（リハビリテーション）の目的

高度の軸索変性をきたした顔面神経麻痺の場合，前述のように発症後3〜4カ月から表情筋運動の回復が始まるが，同時に病的共同運動や拘縮などの後遺症も出現する。そして発症後12カ月程度で症状は固定する。非治癒となった患者は表情筋運動低下や後遺症と付き合いながら生活することになる。この「生活期」におけるリハビリテーションでは，完成した後遺症の軽減を目的とすることになる。

② 患者教育

この時期には引き続き筋伸張マッサージやバイオフィードバック療法を行う。拘縮や病的共同運動など後遺症が高度の例には，ボツリヌス毒素療法にて症状の軽減を図るとともに，引き続きリハビリテーションを行う。

③ 日常生活上の指導

回復期と同様に，生活期においても①粗大運動の禁止，②ストレッチの励行，③顔のリラックスした状態を保つように意識する，④食事時や会話時には開瞼運動をするようにする，⑤粗大筋収縮につながる低周波治療は避けるといった生活面での工夫や注意点を指導する。

顔面神経麻痺患者は整容面における心理的なストレスも大きい。顔面神経麻痺患者の心理的ストレス反応は，65歳未満の患者や帯状疱疹を認める患者で高いとの報告もあり[8]，病期に応じ心理的ストレス反応が高い状態にあることに配慮する必要がある。

参考文献

1) 栢森良二. 顔面神経麻痺のリハビリテーション. 医歯薬出版, 東京, 2010：39.
2) 羽藤直人, 村上信五, 松代直樹, 他. 顔面神経麻痺の評価up-to-date. Facial N Res Jpn. 2016；36：9-10.
3) 森嶋直人. 病的共同運動と顔面拘縮について. MB ENT. 2017；203：29-34.
4) 栢森良二. 陳旧性顔面神経麻痺に対するリハビリテーション. JOHNS. 2015；31 (6)：739-42.
5) Kasahara T. Efficacy of Tape Feedback Therapy on Synkinesis Following Severe Peripheral Facial Nerve Palsy. Tokai J Exp Clin Med. 2017；42 (3)：139-42.
6) 森嶋直人. 末梢性顔面神経麻痺に対するリハビリテーションのホームプログラム. 耳喉頭頸. 2017；89 (9)：690-7.
7) Morishima N. Effect of muscle strengthening on peripheral facial palsy：A randomized controlled trial. Phys Ther Res. 2020；23：59-65.
8) 杉浦むつみ, 新名理恵, 池田稔, 他. 顔面神経麻痺患者の心理的ストレス評価. 日耳鼻. 2003；106：491-8.

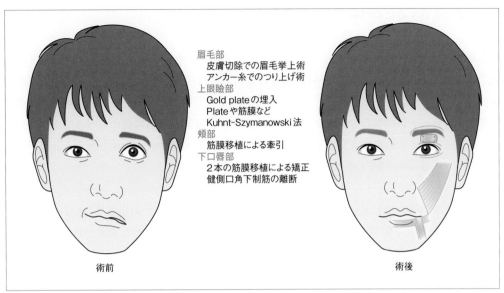

眉毛部
　皮膚切除での眉毛挙上術
　アンカー糸でのつり上げ術
上眼瞼部
　Gold plate の埋入
　Plate や筋膜など
　Kuhnt-Szymanowski 法
頬部
　筋膜移植による牽引
下口唇部
　2本の筋膜移植による矯正
　健側口角下制筋の離断

術前　　　　　　　　　　　　術後

図II-25　様々な顔面神経麻痺静的再建術

4　形成外科的手術（CQ4-5, 6：pp.115～119参照）

1　静的再建術

　静的再建術とは顔面神経麻痺に対する形成外科的手術として行われるもののうち，主に安静時の対称性の改善を目的に行われるものであり，主に頬部の動きの再建を目的とする動的再建術とは区別される。

　静的再建術は額・眉毛・上下眼瞼，頬部・上口唇，下口唇と，顔面のあらゆる部位に適応があり，局所麻酔下に施行可能な小手術も多い（図II-25）。これにより顔面の動きが得られるわけではないものの，対称性が改善されることの効果は大きく，小修正手術としての価値は高い。特に眉毛・上下眼瞼領域においては動的再建術の適応は限定的であり，静的再建術が主な手段となる。対称性の改善による整容的効果を得るのは重要であるが，閉瞼機能の改善による角膜保護も非常に重要であり，症例により早急な対応が必要となる場合も多い。

① 眉毛下垂

　側頭枝麻痺による前頭筋の弛緩によって眉毛下垂が生じる。側頭枝麻痺が回復し難いことに加えて前頭筋の動的再建の手段がほぼないために再建法は静的再建のみとなる。

　眉毛上皮膚切除の後，眉毛部皮下組織の前頭骨膜への固定を行う術式[1]が一般的であるが，筋膜移植の併用[2]，スーチャーアンカーを用いる方法[3-5]，やや目立つ眉毛上の瘢痕を回避するため，内視鏡下に前頭部骨膜の剝離・切開を行う方法[6]，眉毛下切開で行う方法[7]，頭髪生え際の皮膚切除を行う方法[8]など多くの術式が報告されている。

② 麻痺性兎眼

　頬骨枝・頬筋枝の麻痺により眼輪筋の機能不全が生じ，閉瞼機能の低下が生じる。側頭筋移行術[9]は上・下眼瞼に作用する麻痺性兎眼に対する強力な動的再建法であるが，やや侵襲が大きく，全身麻酔を要するため，局所麻酔下で施行可能な静的再建術を行うことも多い。上眼瞼を降下させ，下眼瞼を挙上

し，閉瞼機能を改善するための術式を以下に示す。

a. 上眼瞼

　従来より上眼瞼を降下させる目的で上眼瞼にゴールドやプラチナのプレートを上眼瞼に固定するlid loading[10]が報告されているが，本邦では移植材料としてこれらが保険収載されておらず，保険診療として施行し難いという問題があり，広く用いられるには至っていない。また，これらの長期使用による皮膚菲薄化・プレート露出等の合併症を生じる率も高く，一時的な使用に留めるべきであろう。上眼瞼挙筋をミュラー筋とともに瞼板より切離し，またはその隙間に筋膜や軟骨移植を行うことで上眼瞼挙筋の延長を行う方法（levator lengthening法）[11]も有用である。

b. 下眼瞼

　下眼瞼を挙上させるためにKuhnt-Szymanowski法[12]，lateral tarsal strip法[13]，lateral orbital periosteral flap法[14]など，下眼瞼を外側上方へ牽引し，横方向の緊張を高める術式が広く行われている。重症例では耳介軟骨[15,16]，大腿筋膜[17]，長掌筋腱[18]等の移植材料を用いてより強力に下眼瞼を挙上することが必要となる。

c. 瞼板縫合・内眼角形成

　外眼角部にて上眼瞼，下眼瞼各々の瞼縁を切除し，縫合する方法[19]や内眼角部の形成[20,21]を行い，瞼裂を縮小させる。確実な瞼裂の縮小効果はあるものの，瞼板縫合は瞼裂横径を短縮させるため，過度の矯正を行うことは整容的に問題となるため，注意を要する。

③ 口角・頬部下垂

　主に大・小頬骨筋の麻痺による口角・頬部の下垂に対しては神経移植・移行術，遊離筋肉移植術，筋肉移行術等の動的再建の適応が可能であり，特に若年者であれば動的再建を積極的に考慮すべきであるが，侵襲の大きいこれらの手技を患者が希望しない，もしくは全身状態や年齢を考慮して適応とならないような場合には上・下口唇，鼻唇溝を大腿筋膜で頬骨骨膜や側頭筋膜に固定して吊り上げを行う[22,23]ことが多い。大腿筋膜などの移植材料を用いない方法として，下垂した皮膚軟部組織を切除・挙上するフェイスリフト[24,25]や，スーチャーケーブルのような非生体材料を吊り上げに用いる報告[26,27]もある。動的再建の小修正や補助的手段としてもこれらの手技は有用である。

④ 下口唇麻痺

　下顎縁枝の麻痺により口角下制筋群の麻痺が生じ，下口唇の非対称を生じる。他部位の顔面神経麻痺を伴わない先天性の口角下制筋麻痺例もしばしば経験する。口角下制筋麻痺に対しては患側へのdouble fascia graft[28,29]が用いられる。口輪筋の麻痺，弛緩による下口唇下垂・外反に対して下口唇の部分切除術を行う[30]こともある。対称性の改善を目的として健側の口角下制筋切除[31]，下顎縁枝[32]や頸枝[33]の選択的切断，A型ボツリヌストキシン局注[34]を行う方法も報告されている。

⑤ 病的共同運動・顔面拘縮に対する外科的治療

　麻痺後後遺症である病的共同運動・顔面拘縮に対して外科的治療を行い，その症状軽減を図るものである。病的共同運動・顔面拘縮を伴う不全麻痺例に対し「異常な動きを減少させる・拘縮をやわらげる」目的で行われる手術であり，前述の眼瞼・頬部・下口唇に対する静的再建術とは異なる。眉毛においては下垂が問題になることが多く，前述の眉毛挙上術に準じた治療を行うことが多いが，眼瞼部に関しては病的共同運動や顔面拘縮により狭小化した瞼裂を拡大する方向（≒閉瞼機能を弱める方向）の手術が必要で，これはすなわち瞼裂を縮小する方向（≒閉瞼機能を強める方向）で行う，麻痺性兎眼に対する

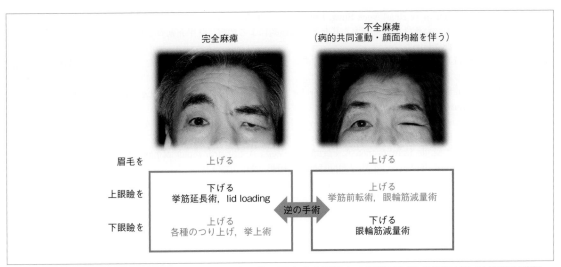

図Ⅱ-26　**完全麻痺例と病的共同運動・顔面拘縮を伴う不全麻痺例各々の眼瞼周囲の症状に対して必要な手術**
（文献35より一部改変引用）

手術とは全く逆方向の治療となることに注意する必要がある[35]（図Ⅱ-26）。

　症例によりその症状の程度や部位は異なるが，眼輪筋の減量術もしくは神経切断・切除術[35,36]，咬筋神経移行術[37]や表情筋の切除＋遊離筋肉移植術[38]，口角下制筋群の支配神経切断[39]，広頸筋の切除・切断術[40]など多くの術式が報告されている。

参考文献

1) Ueda K, Harii K, Yamada A. Long-term follow-up study of browlift for treatment of facial paralysis. Ann Plast Surg. 1994；32：166-70.

2) 上田和毅，梶川明義．筋膜移植による眉毛挙上術．Facial N Res Jpn. 2000；20：126-8.

3) Yamamoto Y, Sasaki S, Furukawa H, et al. Anchoring correction of eyebrow ptosis in facial palsy. Plast Reconstr Surg. 2001；118：1297-9.

4) 渕上淳太，山内菜都美，松田健，他．Suture anchor systemを用いた顔面神経麻痺例における眉毛挙上術の検討．形成外科．2014；57：181-6.

5) 田中嘉雄，緒方慶隆，小田敦司，他．SS式ケーブルスーチャーを用いた内視鏡的眉毛吊り上げ手術．形成外科．2006；49：923-8.

6) Takushima A, Harii K, Sugawara Y, et al. Anthropometric measurements of the endoscopic eyebrow lift in the treatment of facial paralysis. Plast Reconstr Surg. 2003；111：2157-65.

7) 橋川和信，榊原俊介．顔面神経麻痺に対する眉毛下アプローチ眉毛挙上術．Facial N Res Jpn. 2011；31：136-8.

8) 松田健，柴田実，松代直樹．頭髪生え際皮膚切除による眉毛挙上術．Facial N Res Jpn. 2014；34：126-8.

9) Andersen JG. Surgical treatment of lagophthalmos in leprosy by the Gillies temporalis transfer. British Journal of plastic surgery. 1961；14：339-45.

10) Choi HY, Hong SE, Lew JM. Long-term comparison of a newly designed gold implant with the conventional implant in facial nerve paralysis. Plast reconstr surg. 1999；104：1624-34.

11) Hayashi A, Yoshizawa H, Natori Y, et al. Levator lengthening technique using cartilage or fascia graft for paralytic lagophthalmos in facial paralysis. J Plast Reconstr Aesthet. 2016；69：679-86.

12) 阪場貴夫，上田和毅，梶川明義，他．麻痺性下眼瞼変形の治療．Facial N Res Jpn. 2010；30：111-3.

13) Anderson RL, Gordy DD. The tarsal strip procedure. Arch Ophthalmol. 1979；97：2192-6.

14) 松田健．【顔面神経麻痺における眼瞼部の治療】麻痺性兎眼に対するlateral orbital periosteal flap法．形成外科．2014；57：481-7.

15) May M, Hoffmann DF, Buerger GF Jr, et al. Management of the paralyzed lower eyelid by implanting auricular

cartilage. Arch Otolaryngol Head Neck Surg. 1990；116：786-8.

16）田中一郎，中島龍夫．麻痺性兎眼に対する耳介軟骨移植術による治療　耳甲介軟骨と対耳輪軟骨移植の比較. Facial N Res Jpn. 2008；28：110-3.

17）田中一郎　二つ折り二重重ねの大腿筋膜移植による，顔面神経完全麻痺の重度下眼瞼が違反・兎眼に対する矯正術. Facial N Res Jpn. 2012；32：150-2.

18）Terzis JK, Kyere SA. Minitendon Graft Transfer for Suspension of the Paralyzed Lower Eyelid：Our Experience. Plast Reconstr Surg. 2008；121：1206-16.

19）Nemet AY. Augmentation of lateral tarsorrhaphy in lagophthalmos. Orbit. 2014；33：289-91.

20）Moe KS, Kao CH. Precaruncular medial canthopexy. Arch Facial Plast Surg. 2005；7：244-50.

21）Castroviejo-Bolibar M, de Damborenea A, Fernández-Vega A. Surgical repair of paralytic lagophthalmos by medial tarsal suspension of the lower lid. Br J Ophthalmol, 1996；80：708-12.

22）Rose EH. Autogenous fascia lata grafts：clinical applications in reanimation of the totally or partially paralyzed face. Plast Reconstr Surg. 2005；116：20-32.

23）Okamura H, Yanagihara N. Multiple facial suspensions in protracted facial palsy. Auris Nasus Larynx. 1987；14：105-13.

24）Clyde R. Superficial Musculoaponeurotic System Suspension and Buccinator Plication for Facial Nerve Paralysis. Plast Reconstr Surg. 1980；66：769-71.

25）野本俊一．顔面神経麻痺に対するフェイスリフトを応用した静的再建術．日本美容外科学会会報．2018；40：75-80.

26）Alex JC, Nguyen DB. Multivectored suture suspension：a minimally invasive technique for reanimation of the paralyzed face. Arch Facial Plast Surg. 2004；6：197-201.

27）Ozaki M, Takushima A, Momosawa A, et al. Temporary suspension of acute facial paralysis using the S-S Cable Suture（Medical U & A, Tokyo, Japan）. Ann Plast Surg. 2008；61：61-7.

28）Udagawa A, Arikawa K, Shimizu S, et al. A simple reconstruction for congenital unilateral lower lip palsy. Plast Reconstr Surg. 2007；120：238-44.

29）山本有平，古川洋志．下顎縁枝麻痺に対するdouble fascia graft法と中枢性腫瘍切除後/virus性不全麻痺の再建. Facial N Res Jpn. 2007；27：199-202.

30）Yavuzer R, Jackson IT. Partial lip resection with orbicularis oris transposition for lower lip correction in unilateral facial paralysis. Plast Reconstr Surg. 2001；108：1874-9.

31）Hussain G, Manktelow RT, Tomat LR. Depressor labii inferioris resection：an effective treatment for marginal mandibular nerve paralysis. Br J Plast Surg. 2004；57：502-10.

32）Breslow GD, Cabiling D, Kanchwala S, et al. Selective marginal mandibular neurectomy for treatment of the marginal mandibular lip deformity in patients with chronic unilateral facial palsies. Plast Reconstr Surg. 2005；116：1223-32.

33）Klosterman T, Ulkatan S, Romo T 3rd, et al. Familial lower lip facial paralysis with asymmetric smile：Selective neurectomy of the cervical branch. Int J Pediatr Otorhinolaryngol. 2018；109：144-8.

34）Tulley P, Webb A, Chana JS, et al. Paralysis of the marginal mandibular branch of the facial nerve：treatment options. Br J Plast Surg. 2000；53：378-85.

35）松田健．眼瞼周囲の病的共同運動に対する手術治療戦略．Facial N Res Jpn. 2013；33：67-70.

36）Yoshioka N. Selective orbicularis neuromyectomy for postparetic periocular synkinesis. J Plast Reconstr Aesthet Surg. 2015；68：1510-5.

37）Biglioli F, Kutanovaite O, Rabbiosi D, et al. Surgical treatment of synkinesis between smiling and eyelid closure. J Craniomaxillofac Surg. 2017；45：1996-2001.

38）Chuang DC, Chang TN, Lu JC. Postparalysis facial synkinesis：clinical classification and surgical strategies. Plast Reconstr Surg Glob Open. 2015；3：e320.

39）Azizzadeh B, Irvine LE, Diels J, et al. Modified Selective Neurectomy for the Treatment of Post-Facial Paralysis Synkinesis. Plast Reconstr Surg. 2019；143：1483-96.

40）田中一郎，佐久間恒，清水雄介，他．顔面神経麻痺後遺症（病的共同運動・顔面拘縮）に対する治療. Facial N Res Jpn. 2016；36：71-4.

② 動的再建術

　顔面神経麻痺に対する形成外科的手術の中で，顔面の動きを再建する手法である（図Ⅱ-27）。主に頬部の動き（笑顔，笑い）を再建し，「笑いの再建」ともいわれる。

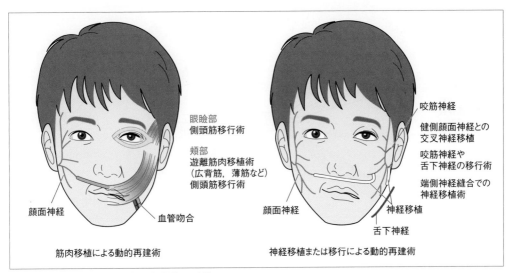

眼瞼部
側頭筋移行術

頬部
遊離筋肉移植術
(広背筋，薄筋など)
側頭筋移行術

顔面神経　　　　　　　血管吻合

咬筋神経

健側顔面神経との
交叉神経移植

咬筋神経や
舌下神経の移行術

端側神経縫合での
神経移植術

顔面神経　　　　神経移植

舌下神経

筋肉移植による動的再建術　　　　　　神経移植または移行による動的再建術

図Ⅱ-27　様々な顔面神経麻痺動的再建術

　麻痺期間や経過予後によって手技が大きく異なり，麻痺後1〜2年以内の急性期〜亜急性期の症例には，神経移植術や神経移行術が適応される[1,2]。神経移植術は欠損を生じた顔面神経間を移植神経によって架橋する手法になり，端々縫合に加え，端側神経縫合を用いることもある。一方，神経移行術は顔面神経以外の運動神経で元来存在する顔面表情筋を再支配し再建する手法で，舌下神経[2,3]や健側顔面神経[4]，咬筋神経[5]などが運動神経として使用される。表情筋が廃用性萎縮を生じる前に手術を施行する必要があるため，施行のタイミングが重要になり，どのように顔面表情筋を動かすかを，移植・移行神経や神経縫合手技の特徴を踏まえ検討していく。

　陳旧例(麻痺後2年以降)の症例には，他部位からの遊離筋肉移植術や局所の有茎筋肉移行術が適応される[6-8]。遊離筋肉移植では広背筋[7]や薄筋[6]，前鋸筋[9]などが使用され，有茎筋肉移植には側頭筋が主に使用される[8,10]。移植筋の選択や位置，動かす力源などを患者の年齢や麻痺程度に応じて検討する。術後動きが得られるまでには，数カ月以上の時間が必要になり，長期的な経過観察や術式に応じたリハビリテーションが必要となる。

① 神経移植術

　耳下腺腫瘍の切除や外傷後などで生じた顔面神経欠損には，神経移植術が施行され，移植神経には通常，腓腹神経や大耳介神経といった知覚神経が用いられる[11]。

　神経縫合後の軸索再生速度は平均1 mm/日とされ，神経縫合部を乗り越えるのにも1〜2カ月を要するとされる(scar delay)[11]。顔面神経本幹に対し，複数の末梢枝が欠損する場合には，複数の神経を束ねて各々の分枝に移植するcable graftが一般的だが(図Ⅱ-28A)，本幹に複数の移植神経を縫合する手技が煩雑になるため，端側神経縫合の考え方を利用し，ループ型にして移植する手法も考案されている(図Ⅱ-28B)[1,12]。

② 神経移行術 [交叉 (交差) 神経縫合術]

　患側の顔面神経に代わる新たな運動神経(motor source)を直接または移植神経を介して顔面神経に移行し，顔面表情筋を再支配して動かす手法になる。以前は顔面神経本幹を切断の上，単一のmotor sourceを移行していたが[3]，donor神経の機能障害を軽減したり[13,14](図Ⅱ-29A)，顔面神経本幹を温存

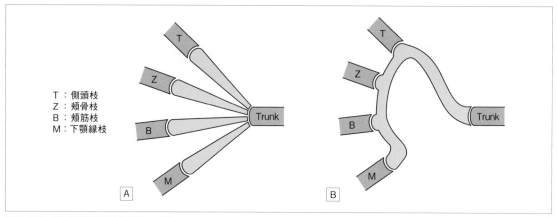

図Ⅱ-28　神経移植術（文献1より）
A：Cable graft　B：ループ型神経移植

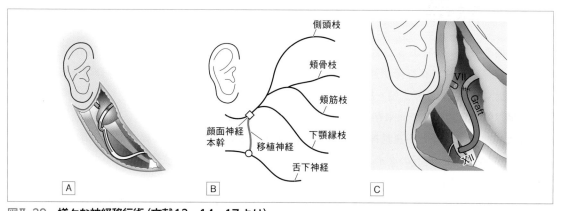

図Ⅱ-29　様々な神経移行術（文献13，14，17より）
A：舌下神経縦二分割移行術　B：ネットワーク型再建　C：ジャンプグラフト

して自然回復の可能性を残す工夫が考案されてきた[15]。端側神経縫合法を流出型・流入型と様々な形態で用いることも多く[16]，複数のmotor sourceによる再建も近年行われている[15,17]（図Ⅱ-29B）。

使用される主なmotor sourceには，舌下神経，健側顔面神経，咬筋神経などが挙げられ，各々の神経の作用には異なる特徴を有する。

舌下神経移行術は古くから行われ[3,18]，表情筋の筋緊張と動きの回復により静止時の形態改善も得られる。近年では，舌の萎縮・機能障害を軽減するため，端側縫合を用いる手法が一般的になっているが，移植神経を介するジャンプグラフト法は[14]，端側神経縫合と神経移植の併用により，顔面神経の回復に時間がかかるとされる（図Ⅱ-29C）。一方，側頭骨を削開して舌下神経と顔面神経本幹を直接端側縫合する方法は[19]，手術手技の煩雑さが問題となる。健側顔面神経を動力源とする顔面交叉神経移植術は，機能回復の程度が一定しないという欠点を有するが[4,20]，左右顔面の自然な同調運動が得られ，麻痺後1週間〜6カ月と早期施行例で効果があったとの報告もある[15]。咬筋神経移行術は，顔面神経との解剖学的距離の近さ，咬筋神経からの信号強度の強さから，良好な筋収縮が早期から得られ，その有効性を示す報告が増加している[5,21]。動力源として舌下神経よりも術後早期に対称的な口角の動きが得ら

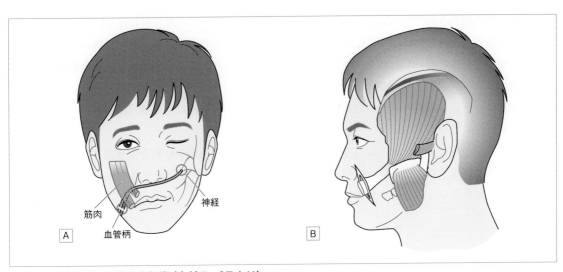

A　　　　　　　　　　　　　　　　　　B

筋肉
神経
血管柄

図Ⅱ-30　筋肉移植，筋肉移行術（文献7，37より）
A：一期的神経血管柄付き広背筋弁移植術　B：Lengthening temporalis myoplasty 法

れるが[21,22]，静止時の形態改善にはあまり寄与せず，動きも速くて不自然な場合もあるため[22]，顔面交叉神経移植術[23]や舌下神経移行術[24]と組み合わせた術式の報告も増えている。

③ 遊離筋肉移植術

　顔面表情筋での再建が難しい陳旧例に対し，世界的にも最も一般的に行われる動的再建法で，1976年にHariiらが世界に先駆けて遊離薄筋移植による笑いの再建を報告した[6]。世界の形成外科におけるマイクロサージャリーの原点ともいわれる術式である。

　移植筋として薄筋，広背筋に加え[6,7,25]，前鋸筋[9]や小胸筋[26]，大腿二頭筋[27]，大腿直筋[28]などの報告がある。健側顔面神経に一期的に移植を行うか，交叉神経移植を行い半年〜1年程度，移植神経断端への神経再生を待った上で，二期的な移植を要するかが移植筋の支配神経の長さにより異なってくる。薄筋は，薄くて良好な動きも得られるため，欧米では今なお最も一般的に使用される筋肉だが[29,30]，支配神経（閉鎖神経）が短いため二期再建の形式が必要となる[31,32]。広背筋は，支配神経（胸背神経）を長く採取して，健側顔面神経に縫合することが可能で，一期再建が行われている（図Ⅱ-30A）[7,25]。

　健側顔面神経の頬筋枝をmotor sourceとして利用し自然な笑い（spontaneous smile）の獲得が可能であるため，良好な結果が得られれば理想的な動的再建法といえる。近年では，動きをより確実にするために咬筋神経など他の神経移行を併用する手法も考案されている[33]。また，ある程度の動きが残存する不全麻痺例においては，患側の顔面神経をmotor sourceにする場合もある[34]。

④ 筋肉移行術

　陳旧例に対し古くから施行されてきた術式で，顔面周囲に存在する局所的な筋肉の移行になる。頬部の再建として1908年にLexerらが咬筋移行術を報告し，1934年にGilliesが最初の側頭筋移行術を報告している[35]。McLaughlinは1953年に側頭筋腱膜の付着する筋突起を離断し，筋膜移植を介して移行する手法を考案したが[36]，得られる口角の挙上運動は限定的であった。1997年にLabbéは側頭筋腱膜を鼻唇溝部に直接移行するLengthening temporalis myoplasty法を考案し[8]，より良好な口角挙上を可能にした（図Ⅱ-30B）[37]。原法は頬骨弓を離断の上，筋突起を切断するなど手技の煩雑さを有したが，頬

骨弓の温存法も報告され[10,38]，近年では鼻唇溝切開を回避する手法の考案も行われている[39,40]。

　筋肉移行術は，遊離筋肉移植術に比べて，手術時間が短い，術後早期に安定して筋肉の収縮がみられる，頬部の膨隆を生じないなど様々な特徴を有する[10]。また，比較的高齢者でも手術が可能である。しかし，側頭筋は三叉神経由来の動きとなるため，「自然な笑いの再建」という点において，健側顔面神経を運動神経とする遊離筋肉移植の方が優るとされ，口角部の可動距離も遊離薄筋移植術の方が良好であったと報告されている[41]。

　側頭筋は頬部のみならず眼瞼の動的再建法としても使用され，側頭筋筋膜を二分割して上下眼瞼内～内眥靱帯に移行する[42]。Andersen法としてその報告は古く[42]，確実な閉瞼を得られる眼瞼部の有効な動的再建法とされるが，調整がやや難しく経験を要する[43]。

参考文献

1）Kakibuchi M, Tuji K, Fukuda K, et al. End-to-side nerve graft for facial nerve reconstruction. Annals of Plastic Surgery. 2004；53：496-500.

2）Hayashi A, Nishida M, Seno H, et al. Hemihypoglossal nerve transfer for acute facial paralysis. Journal of neurosurgery. 2013；118：160-6.

3）Conley J, Baker DC. Hypoglossal-facial nerve anastomosis for reinnervation of the paralyzed face. Plastic and Reconstructive Surgery. 1979；63：63-72.

4）ScaramellaL F. Cross-face facial nerve anastomosis：historical notes. Ear, nose, & throat journal. 1996；75：343, 347-52, 354.

5）Klebuc MJ. Facial reanimation using the masseter-to-facial nerve transfer. Plastic and Reconstructive Surgery. 2011；127：1909-15.

6）Harii K, Ohmori K, Torii S. Free gracilis muscle transplantation, with microneurovascular anastomoses for the treatment of facial paralysis. A preliminary report. Plastic and Reconstructive Surgery. 1976；57：133-43.

7）Harii K, Asato H, Yoshimura K, et al. One-stage transfer of the latissimus dorsi muscle for reanimation of a paralyzed face：a new alternative. Plastic and Reconstructive Surgery. 1998；102：941-51.

8）Labbe D. Lengthening of temporalis myoplasty and reanimation of lips. Technical notes. Annales de Chirurgie Plastique et Esthetique. 1997：42：44-7.

9）田中一郎．私の手術と合併症回避のコツ（第55回）　陳旧性顔面神経麻痺に対する薄層前鋸筋移植による機能的表情再建．形成外科．2011；54：787-96.

10）Hayashi A, Labbe D, Natori Y, et al. Experience and anatomical study of modified lengthening temporalis myoplasty for established facial paralysis. J Plast Reconstr Aesthet Surg. 2015；68：63-70.

11）林礼人．【実践！よくわかる縫合の基本講座】神経縫合の基礎とその実践法．PEPARS. 2017；134-46.

12）Matsuda K, Kakibuchi M, Sotsuka Y, et al. End-to-side "loop" graft for total facial nerve reconstruction：Over 10 years experience. J Plast Reconstr Aesthet Surg. 2015；68：1054-63.

13）Hayashi A, Nishida M, Seno H, et al. Hemihypoglossal nerve transfer for acute facial paralysis. J Neurosurg. 2013；118：160-6.

14）May M, Sobol SM, Mester SJ. Hypoglossal-facial nerve interpositional-jump graft for facial reanimation without tongue atrophy. Otolaryngology--head and neck surgery：official journal of American Academy of Otolaryngology-Head and Neck Surgery. 1991；104：818-25.

15）Ueda K, Akiyoshi K, Suzuki Y, et al. Combination of hypoglossal-facial nerve jump graft by end-to-side neurorrhaphy and cross-face nerve graft for the treatment of facial paralysis. Journal of reconstructive microsurgery. 2007；23：181-7.

16）林礼人，山本有平，垣淵正男，他．顔面神経麻痺再建法における定義ならびに呼称　Fukushima提言．日本形成外科学会会誌．2014；34：783-96.

17）Yamamoto Y, Sekido M, Furukawa H, et al. Surgical rehabilitation of reversible facial palsy：facial--hypoglossal network system based on neural signal augmentation/neural supercharge concept. Journal of plastic, reconstructive & aesthetic surgery. 2007；60：223-31.

18）KorteW. Ein Falll von Nervenpfropfung des Nervus facialis auf den Nervus hypoglossus. Deutsche med Wchnschr. 1903；29：293.

19) Sawamura Y, Abe H. Hypoglossal-facial nerve side-to-end anastomosis for preservation of hypoglossal function : results of delayed treatment with a new technique. Journal of neurosurgery. 1997 ; 86 : 203-6.

20) Lee EI, Hurvitz KA, Evans GR, Wirth GA. Cross-facial nerve graft : past and present. Journal of plastic, reconstructive & aesthetic surgery. 2008 ; 61 : 250-56.

21) Hontanilla B, Marre D. Comparison of hemihypoglossal nerve versus masseteric nerve transpositions in the rehabilitation of short-term facial paralysis using the Facial Clima evaluating system. Plast Reconstr Surg. 2012 ; 130 : 662e-72e.

22) Murphey AW, Clinkscales WB, Oyer SL. Masseteric Nerve Transfer for Facial Nerve Paralysis : A Systematic Review and Meta-analysis. JAMA Facial Plast Surg. 2018 ; 20 : 104-10.

23) Yoshioka N, Tominaga S. Masseteric nerve transfer for short-term facial paralysis following skull base surgery. J Plast Reconstr Aesthet Surg. 2015 ; 68 : 764-70.

24) Biglioli F, Allevi F, Rabbiosi D, et al. Triple innervation for re-animation of recent facial paralysis. J Craniomaxillofac Surg. 2018 ; 46 : 851-7.

25) Takushima A, Harii K, Asato H, et al. Fifteen-year survey of one-stage latissimus dorsi muscle transfer for treatment of longstanding facial paralysis. J Plast Reconstr Aesthet Surg. 2013 ; 66 : 29-36.

26) Terzis JK. Pectoralis minor : a unique muscle for correction of facial palsy. Plast Reconstr Surg. 1989 ; 83 : 767-76.

27) Hayashi A, Maruyama Y. Neurovascularized free short head of the biceps femoris muscle transfer for one-stage reanimation of facial paralysis. Plast Reconstr Surg. 2005 ; 115 : 394-405.

28) Koshima I, Moriguchi T, Soeda S, et al. Free rectus femoris muscle transfer for one-stage reconstruction of established facial paralysis. Plast Reconstr Surg. 1994 ; 94 : 421-30.

29) Roy M, Corkum JP, Shah PS, et al. Effectiveness and safety of the use of gracilis muscle for dynamic smile restoration in facial paralysis : A systematic review and meta-analysis. J Plast Reconstr Aesthet Surg. 2019 ; 72 : 1254-64.

30) Bhama PK, Weinberg JS, Lindsay RW, et al. Objective outcomes analysis following microvascular gracilis transfer for facial reanimation : a review of 10 years' experience. JAMA Facial Plast Surg. 2014 ; 16 : 85-92.

31) O'BrienB.M., FranklinJ.D., MorrisonW.A. Cross-facial nerve grafts and microneurovascular free muscle transfer for long established facial palsy. British journal of plastic surgery. 1980 ; 33 : 202-15.

32) Bianchi B, Ferri A, Poddi V, et al. Facial animation with gracilis muscle transplant reinnervated via cross-face graft : Does it change patients' quality of life ? J Craniomaxillofac Surg. 2016 ; 44 : 934-9.

33) Klebuc MJ, Xue AS, Doval AF. Dual Innervation of Free Functional Muscle Flaps in Facial Paralysis. Facial Plast Surg Clin North Am. 2021 ; 29 : 431-8.

34) Gur E, Zuker RM, Zaretski A, et al. Incomplete Facial Paralysis : The Use of the Ipsilateral Residual Facial Nerve as a Donor Nerve for Facial Reanimation. Plast Reconstr Surg. 2018 ; 142 : 202-14.

35) Gillies H. Experiences with Fascia Lata Grafts in the Operative Treatment of Facial Paralysis : (Section of Otology and Section of Laryngology). Proc R Soc Med. 1934 ; 27 : 1372-82.

36) McLaughlin CR. Surgical support in permanent facial paralysis. Plast Reconstr Surg (1946). 1953 ; 11 : 302-14.

37) Labbe D, Huault M. Lengthening temporalis myoplasty and lip reanimation. Plastic and Reconstructive Surgery. 2000 ; 105 : 1289-97.

38) Labbe D. Lenghtening temporalis myoplasty V.2. and lip reanimation. Annales de Chirurgie Plastique et Esthetique. 2009 ; 54 : 571-76.

39) Oji T, Hayashi A, Ogino A, Onishi K. Modified Lengthening Temporalis Myoplasty Involving an Extended Lazy-S Incision to Avoid Facial Scar Formation. J Craniofac Surg. 2018 ; 29 : 572-7.

40) Hayashi A. Intraoral lengthening temporalis myoplasty for complete and incomplete facial paralysis. Facial N Res Jpn. 2021 ; 40 : 11-5.

41) Hembd A, Harrison B, Rocha CSM, et al. Facial Reanimation in the Seventh and Eighth Decades of Life. Plast Reconstr Surg. 2018 ; 141 : 1239-51.

42) Andersen JG. Surgical treatment of lagophthalmos in leprosy by the Gillies temporalis transfer. British journal of plastic surgery. 1961 ; 14 : 339-45.

43) Miyamoto S, Takushima A, Okazaki M, et al. Retrospective outcome analysis of temporalis muscle transfer for the treatment of paralytic lagophthalmos. Journal of plastic, reconstructive & aesthetic surgery : JPRAS. 2009 ; 62 : 1187-95.

II

5　鍼治療（CQ4-2：p.109参照）

　昨今，末梢性顔面神経麻痺（麻痺）に対する鍼治療の報告は多い。しかし，麻痺の予後不良の見方，評価法，治療上の注意，鍼治療については，鍼灸師間で共通理解が乏しく，多職種との連携もその点で課題も大きい。現在，麻痺の治療は予後不良例に対して麻痺の回復過程で後遺症をいかに軽減させるかが重要となる。後遺症を予防し，患者QOLを向上させることがゴールである。それには本診療ガイドラインを理解し，他のメディカルスタッフ同様，鍼灸師も適切な診察・治療・セルフケアの指導等を行い，専門医との連携が図れることが重要となる。なお，顔面神経麻痺に対する鍼灸師の技量，知識，専門を見定めるには，日本顔面神経学会が認定する顔面神経麻痺リハビリテーション指導士の資格の有無をHP等で確認することができる。以下，麻痺の鍼治療の現状について述べる。

① 鍼治療の目的と治療法

　一般的に鍼治療は，表情筋の血行改善や神経の回復促進，後遺症を認める場合は拘縮軽減を目的として治療を行っている。治療部位は表情筋（大・小頬骨筋，上唇挙筋，笑筋，口角下制筋など）上の経穴に寸1-02番（太さ0.12 mm，長さ30 mm）で3～5 mmほど留置する治療や，頬骨弓の下縁部の顔面神経近傍の経穴（下関穴）に刺激を行っている（図Ⅱ-31）。また，付随する首肩のこり感や頭痛などの不定愁訴に対して痛みの局所や手足の末梢部の施術も行っている（図Ⅱ-32）。顔面部の表情筋へ低周波鍼通電療法を行う場合もあるが，強い筋収縮を起こさせるような通電刺激は控え，微弱電流などによる血流促進などを目的とした治療が一般的に行われている。後遺症が認められる場合，鍼治療後は表情筋の拘縮が軽減しているため，揉捏法と伸張マッサージを行うことで後遺症の軽減がより期待できる[1-4]。

　鍼治療の目的は，治療後セルフケアを円滑に行えることを重視し，①個々の表情筋の拘縮を軽減，②顔面の血流の促進，③突っ張りや痛みを軽減，④頸から肩のこり感や違和感などの不定愁訴の軽減を図り，治療直後に顔面が軽くなる，リラックス感を出すことが目的となる。

② 評価について

　末梢性顔面神経麻痺は重症度により経過が良好な麻痺も存在することから，重症度判定は必須であり，麻痺患者の病期と重症度を念頭に置き鍼治療を実施している。評価法は柳原法（40点法），Sunnybrook Facial Grading System（FGS），QOL評価は麻痺特異的QOL尺度であるFacial Clinimetric Evaluation Scale（FaCE Scale）を用いることが多い。40点法で発症2～3週間で10点以上であれば，予後も比較的良好のため，上記に示した治療を週1～2回行い，セルフケアの指導も同時に行いながら治療間隔は開けていく。一方，10点以下で予後不良例の場合は，伸張マッサージや開眼運動の指導を行い，日常生活上の注意点（図Ⅱ-33）も伝えながら，こわばり感やつっぱり感の軽減を目的に週1回程度の間隔で治療を行っていく。

③ 麻痺患者のQOL向上に寄与する鍼治療の可能性

　後遺症を認める慢性期では随意運動の回復以外に顔面の感覚，すなわちこわばり感や鈍重感に代表されるような痛み，顔面の疲労感などが軽減されるとFaCE Scale の評価によるQOLが向上することが報告されている[5,6]。すなわち発症初期は顔面の動かしにくさが患者のQOLを低下させるが，随意運動

II

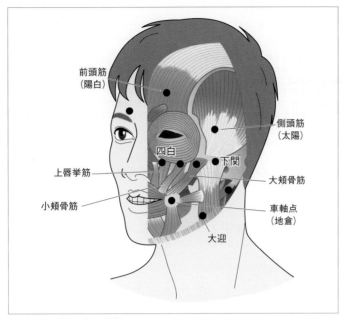

図Ⅱ-31　鍼治療の部位

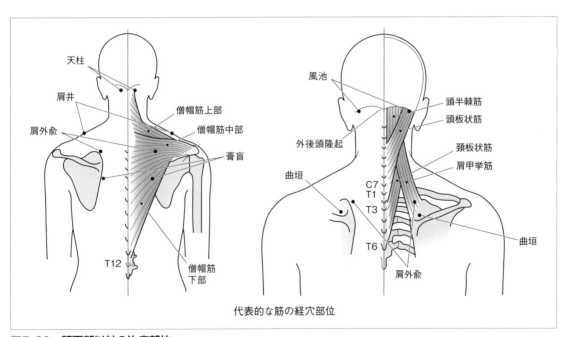

代表的な筋の経穴部位

図Ⅱ-32　顔面部以外の治療部位

の回復とともに後遺症として自覚する病的共同運動，拘縮等が顔面の感覚障害を起こし著しくQOLを低下させる。

　この顔面の感覚は，薬物療法などの治療では軽減が得られにくい。鍼治療の介入後にQOL尺度の顔面の運動や社会活動以外に，こわばり，痛み，疲労感など顔面の感覚尺度で有意に改善が得られる報告もある[7]。鍼治療が慢性期の後遺症である拘縮や病的共同運動を軽減させ，肩こりや頭痛などの不定愁

> ★ 普段の生活で気を付けること
> ① 顔を冷やさず温めましょう（温かいタオルなど）
> ② 外出する際はメガネ，マスクやスカーフにて外気が直接，顔にあたらないように注意してください
> ③ 冷房や扇風機の風が直接，顔にあたらないように
> ④ お風呂に入った際に湯舟の中でマッサージをしましょう
> ⑤ 食事やうがいの際に水がこぼれたりするため，麻痺側でない反対側にて食べられるよう工夫しましょう
> ⑥ 大きく動かす表情運動は勧めません。むしろ肩こり体操のような首や肩の筋緊張を緩めるようなストレッチ
> 　 体操を行いましょう（顔面部の血流がよくなります）

図Ⅱ-33　治療中に必ず説明して実行してもらう日常生活の注意点

訴等に対しても治療を行い，患者自身がセルフケアを行いやすい状況を作り出し，QOL向上に寄与できることが期待される。

④ 最後に

　以上，麻痺の鍼治療は，自然治癒が存在する麻痺において回復の促進よりも病的共同運動や拘縮の予防・軽減に対して主に施行されている。後遺症の発症には，強い筋収縮が関与する。したがって，発症初期から強い筋収縮は禁忌である。後遺症の評価には，Sunnybrook法やFaCE Scaleなどが用いられており，症例報告や症例集積のエビデンスレベルでは，病的共同運動やこわばりなどの後遺症は鍼灸治療で軽減が期待できる可能性がある。今後は医療機関との連携を密にしながら後遺症の程度を把握し，その病期に応じたセルフケアの指導も麻痺の予後を左右する重要な点である。そして，鍼灸の臨床研究では専門医と共同で，先に挙げた病的共同運動や拘縮（後遺症）の予防・軽減に対して鍼灸の役割を提示できるかがポイントと考える。

参考文献
1) 粕谷大智. 後遺症が認められる麻痺患者に対する鍼治療. 現代鍼灸学. 2001；1：41-5.
2) 新井千枝子. 末梢性顔面神経麻痺とその後遺症に対する鍼灸治療. 現代鍼灸学. 2011；1：109-14.
3) 岡村由美子，西田素子，田中伸明，他. 病的共同運動に対する針治療. Prog Med. 1996；16：2234-6.
4) 粕谷大智. 現代医学的な病態把握に基づいた東大式鍼灸治療の実際25 末梢性顔面神経麻痺に対する鍼灸治療（その2）後遺症に対するアプローチ. 医道の日本. 2010；69：194-201.
5) 立花慶太，大沼寿美江，松代直樹. 顔面神経麻痺患者のQOL帰結に関わる因子の検討—Facial Clinimetric Evaluation Scaleを用いて—. Facial N Res Jpn. 2012；32：143-5.
6) 立花慶太，佐藤崇，松代直樹. 顔面神経麻痺患者の満足度に関わる因子の検討. Facial N Res Jpn. 2013；33：163-5.
7) 粕谷大智，近藤健二，萩野亜希子. 顔面神経麻痺患者に対するQOLを指標とした鍼治療の効果—FaCE scaleを用いて—. Facial N Res Jpn. 2017；37：153-5.

6　ボツリヌス毒素治療（CQ4-3：p.112参照）

① 顔面神経麻痺後遺症の病態

　顔面神経麻痺が治癒しなかった場合に問題となる症状（広義の後遺症）には，回復に至らなかった麻痺（残存麻痺），狭義の後遺症（後遺症）である病的共同運動・顔面拘縮・ワニの涙・アブミ骨筋性耳鳴などがある。

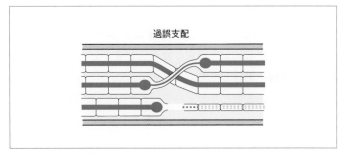

図Ⅱ-34　神経過誤支配

　麻痺後の神経再生時に，本来再生すべきでない隣接する部位に軸索が迷入する神経過誤支配（図Ⅱ-34）が病的共同運動発症のメカニズムと考えられ[1]，ワニの涙・アブミ骨筋性耳鳴も同様の発症メカニズムと考えられる。顔面拘縮は，随意およびこの神経過誤支配による不随意の顔面運動の反復，麻痺による顔面神経核の興奮性亢進などによる顔面表情筋の緊張亢進と短縮により発症すると考えられる[2]。

② ボツリヌス毒素

　ボツリヌス毒素はボツリヌス菌が産生する毒素であり，末梢の神経筋接合部における神経筋伝達を阻害（筋弛緩作用）する神経毒素である。ボツリヌス毒素にはA型からG型までの7種類が知られており，そのうち現時点ではA型毒素のみが顔面神経領域の治療適応がある。

　ボツリヌス毒素治療はボツリヌス毒素の筋弛緩作用を利用して顔面表情筋の異常運動に対する治療であり，本来の治療適応は「片側顔面痙攣」であるが「広義の片側顔面痙攣」として病的共同運動の治療に用いられる。また，この筋弛緩作用から病的共同運動のみならず顔面拘縮への効果も期待できる。治療効果は治療後数日から2週間ほどで発現し，3～4カ月持続したのち消退する。したがって，ボツリヌス毒素治療は病的共同運動・顔面拘縮に対する根本治療ではなく対症療法であり，症状のコントロールに有効であるが反復投与が必要である。

　なお，このボツリヌス毒素を使用するには所定の講習・実技セミナーを受講する必要がある。

③ 適応

　顔面神経麻痺の治癒判定は，麻痺の回復および後遺症の固定を含めて発症後1年以降とされているため，ボツリヌス毒素治療の適応時期も麻痺発症後1年以降が望ましい。また，治療後の筋弛緩作用を考慮して，残存麻痺は柳原法で30点以上であるほうが望ましい。

④ 治療上の留意点

　病的共同運動に対するボツリヌス毒素の投与法は片側顔面痙攣に準ずる。しかし顔面神経麻痺後遺症のある症例では，正常まで回復した麻痺側の神経線維の数は健常側と比較して少ないと考えられるため，ボツリヌス毒素の投与量は片側顔面痙攣よりも少なく設定するべきである。投与量が多くなると麻痺の症状が再び強くなり，治療の継続に支障をきたすことがあるために注意を要する[3]。

　治療に際しては，ボツリヌス毒素の筋弛緩作用を利用する治療のため，ごく軽い麻痺を作ることに

よって後遺症の症状を抑える治療であることを，患者に十分理解・納得してもらう必要がある。加えて，対症療法であって根本治療ではないこと，治療効果は3〜4カ月持続するがその後消退するために繰り返し投与が必要であること，患者により最適な投与法が違うために効果を高めるには治療継続が必要であること，なども患者に理解・納得してもらうべきである。

　ボツリヌス毒素の効果が続いている間にリハビリテーションを組み合わせることにより，後遺症を軽減できる可能性もある[4]。

⑤ 後遺症の評価

　顔面神経麻痺後遺症症例では残存麻痺の程度，病的共同運動などの後遺症の程度が様々である。したがってボツリヌス毒素の最適な投与量・投与部位も症例によって違うことが多いが，治療前に最適な投与法を確認できないことが多い。最適な投与法に至るためには後遺症の評価が欠かせない。治療前後の後遺症を評価することで治療効果を把握し，投与法を修正しながら最適な方法を探る必要がある。顔面神経麻痺後遺症の評価法にはSunnybrook法[5]などが用いられる。

参考文献

1) Crumley RL. Mechanisms of synkinesis. Laryngoscope. 1979；89(11)：1847-54.
2) 栢森良二. 顔面神経麻痺のリハビリテーション. JOHNS. 2000；16(3)：455-60.
3) 田邉牧人，山本悦生. 当院における顔面神経麻痺後の病的共同運動・顔面拘縮の治療. Facial N Res Jpn. 2017；37：141-3.
4) Azuma T, Nakamura K, Takahashi M, et al. Mirror biofeedback rehabilitation after administration of single-dose botulinum toxin for treatment of facial synkinesis. Otolaryngol Head Neck Surg. 2012；146(1)：40-5.
5) Ross BG, Fradet G, Nedzelski JM. Development of a sensitive clinical facial grading system. Otolaryngol Head Neck Surg. 1996；114(3)：380-6.

7　星状神経節ブロック（CQ4-4：p.114参照）

① 背景

　Bell麻痺やHunt症候群における顔面神経麻痺の病態として，膝神経節で再活性化したHSV-1あるいはVZVにより，顔面神経は神経炎を生じる。この炎症が原因で顔面神経に浮腫を生じ，側頭骨の顔面神経管内ではこの浮腫により神経への圧迫と虚血が起こる。虚血はさらなる浮腫をもたらし，神経内圧は上昇して高度な虚血の原因となる。その結果神経障害が発生すると考えられている。

　星状神経節ブロック（SGB）は，その血管拡張作用により虚血の改善，浮腫の消退，抗炎症効果をもたらし，神経障害を最小限に抑え，再生を促進させる可能性がある。

② 解説

　顔面神経麻痺の治療手段としてSGBを行っている国は日本やアジア圏の一部の国々である。文献的には，1952年にSwan[1]のJAMAの論文が初期の症例報告である。1950年代に出版された"Stellate Ganglion Block"の著者であるMoorは，その著書の中で顔面神経麻痺に対する適応を述べているが，現在欧米では顔面神経麻痺の治療としてSGBはほとんど行われていないと考えられる。

　しかし本邦では，1960年代からペインクリニックを中心に顔面神経麻痺に対する神経ブロック療法

としてSGBが行われており，日本ペインクリニック学会の治療指針[2]にも顔面神経麻痺が取り上げられている。2013年のSGBに関するアンケート調査[3]でも，顔面神経麻痺の第一選択治療としてSGBを行う施設は59.0％であり，ペインクリニック領域では支持された治療法と考えられる。一方で，顔面神経麻痺に対するSGBの直接効果を示すエビデンスは乏しいのが実情である。

星状神経節は，下頸交感神経節と第1胸部交感神経節が癒合した神経節で，その支配領域は，頭部・顔面・頸部および上胸部であり，SGBはこの領域の有痛性疾患，虚血性疾患など幅広い適応をもった神経ブロック法である。

村川ら[4]は，頭頸部交感神経系の緊張亢進は顔面神経の微小循環を障害する可能性を指摘し，さらに交感神経の過緊張にて障害された顔面神経の微小循環は，緊張の解除により回復する可能性があることを報告している。

したがって，頸部の代表的交感神経節をブロックするSGBは顔面神経麻痺の病変部の血管を拡張させ，虚血を改善する効果があり，変性の進行を阻止し，再生を促進させる効果が期待できる。この目的を達成するためには，ステロイドと同様に，できる限り早期からの実施が効果的である。

急性期における具体的なSGBの実施法は，新鮮例で早期より麻痺の程度が強い例（40点法で10点以下）やENoG値が40％未満の症例には，発症から14日以内は原則的に連日1〜2回/日でSGBを行い，4週間までは可能な限り1回/日で施行する。できれば発症3日以内から施行することが望ましい。その後は，回復の程度に応じて適宜回数を減らして施行する。正確なENoG値を判定するには発症から10日前後必要であるため，自然治癒が期待できる軽度神経障害でもENoG最低値を得るまで施行する。発症早期から2〜3日ごとにENoG検査を行う場合は，ENoG値が40％未満を示した時点で中等度から高度の神経障害と判定できるため，SGB継続の指標となる。

一般にHunt症候群はBell麻痺に比べて，治癒が遷延するといわれている。しかし，発症から3日以内にSGBを開始できたHunt症候群症例では，必ずしも予後が悪いとはいえないという報告があり，早期治療の重要性がうかがえる[5]。

Hunt症候群やBell麻痺では炎症による痛みを伴うことがあり，SGBは痛みに対しても有効である。第V脳神経症状を随伴するHunt症候群では帯状疱疹後神経痛に移行することもあり，早期からのSGBを含めた疼痛治療は重要である。

発症から6カ月以上を経過した高度神経障害例では，後遺症としてこわばり（拘縮）を生じることも多いが，この症状に対してもSGBは有効であるため，慢性期でも施行することがある。

顔面神経麻痺に対して広く実施されているステロイドは，その副作用のため長期に及ぶ使用には限界があるが，SGBにはそのような制限がないことが特徴である。また，ステロイドをためらう糖尿病患者ではSGBはよい適応となる[6]。

SGBによる合併症には，重篤なものとして頸部血腫形成に伴う呼吸困難や血管内注入による局所麻酔薬中毒などがある。特に咽後間隙血腫は遅発性に発症する場合があり，注意を要する。近年，合併症を減少させ正確に施行する目的で超音波ガイド下穿刺法が推奨されている。SGBは頸部で穿刺するブロック法であり，上記のような血腫などの出現は生命の危険を伴うことがあるため，抗凝固薬や抗血小板薬使用中の患者には禁忌となる。

参考文献

1）Swan DM. Stellate block in Bell's palsy. JAMA. 1952；150：32-3.
2）ペインクリニック学会治療指針検討委員会編．Ⅳ-F-16末梢性顔面神経麻痺．ペインクリニック治療指針 改訂第6版．2019；193-4.
3）西山隆久，福井秀公，岩瀬直人，他．星状神経節ブロックに関するアンケート調査結果報告．ペインクリニック．2014；35：2：196-203.
4）村川和重，野間研一，石田克浩，他．頸部交感神経幹の電気刺激と化学的遮断が顔面神経の組織循環に及ぼす影響．Facial N Res Jpn. 1995；15：61-4.
5）岡本健一郎．末梢性顔面神経麻痺に対する星状神経節ブロック療法の効果―Electroneuronographyと麻痺スコアによる検討．ペインクリニック．1990；11：207-13.
6）Gang L, Jue H, Tao W, et al. The Therapeutic Effect of Stellate Ganglion Block on Facial Nerve Palsy in Patients with Type 2 Diabetes Mellitus. Eur Neurol. 2015；74：112-7.

4　注意事項

1　小児に対する診療

　小児の場合，成人の場合と異なりその診断および治療に際してはいくつかの問題点が存在する。年齢は顔面神経麻痺の予後に関連する因子であり，小児の顔面神経管内では絞扼変性が起こりにくいため，神経障害の程度が軽症にとどまる場合が多い。神経の再生能力に優れ，成人と比べ早期に完全回復する割合が高い。小児におけるBell麻痺例では90％が完全に自然治癒し，成人に比べて予後が良好であると報告されている[1]。小児のHunt症候群の発症頻度は低いが，顔面神経麻痺の完全治癒率は，成人より高く小児では78％と予後が良好で，難聴の完治率も成人より高く小児では66％である[2]。小児の軽症例は無治療でも早期に治癒に至るが，高度麻痺例には小児用量のステロイドおよび抗ウイルス薬の投与が勧められる。約半数で帯状疱疹が顔面神経麻痺に遅れて発現するため，Bell麻痺との早期鑑別診断が困難であり，特に学童期では耳介の帯状疱疹，めまいや難聴のない不全型Hunt症候群が比較的多いため注意が必要である[3]

　小児の顔面神経麻痺，特に乳幼児では協力が得られないため，症状の把握や麻痺の重症度の判断に苦慮する。House-Brackmann法や観察可能な柳原法（40点法）の一部を利用し，泣き顔での表情筋の緊張度や流涙の程度で推測する。小児顔面神経麻痺の評価に有用とされるトリアージ10点法（表Ⅱ-6）では，評価項目を「額のしわ寄せ」「強い閉眼」「イーと歯を見せる」の3表情を2点，4点，4点の合計10点満点で評価する[4]。小児の顔面神経麻痺の後遺症は，患児の人生に生涯大きな影響を与える。学童期では成人の治療法に準じ，Bell麻痺ではステロイド（プレドニゾロン1 mg/kg/日×1週間漸減），Hunt症候群ではステロイドと抗ウイルス薬（アシクロビル80 mg/kg/日×1週間）の投与が基本となる。Bell麻痺の軽症例，特に乳幼児ではステロイド投与は行わず，無治療もしくはビタミンB_{12}やATP製剤のみ投与

表Ⅱ-6　トリアージ10点法

額のしわ寄せ（下垂している麻痺側の眉毛の位置まで，健常側の眉毛を検者の手で下制し固定する）
0：麻痺側の眉毛が全く動かない
1：①麻痺側の眉毛が少し動く，または，②かなり動くが健常側の眉毛の用手抑制を外すと左右対称には動かない
2：全く左右差なく完全に動き，かつ，額の皺が左右均等

強い閉眼（麻痺側の眉毛を用手で挙上し，安静時における左右の眉毛位置を同一にしておく）
0：上眼瞼の下への動きが，瞼裂幅の半分まで
1：①上眼瞼の下動が瞼裂幅の半分を超えるが上下の睫毛間から白目が見える，または，②下眼瞼が僅かに収縮する
2：上眼瞼と下眼瞼が閉鎖し睫毛間から白目は見えないが，目頭と目尻に皺が全く生じない
3：閉眼はできるが，①目頭・目尻の皺のでき方に左右差がある，または，②閉瞼の速度に左右差がある
4：閉瞼の速度と目頭・目尻の皺のでき方に全く左右差がなく，かつ自在に動かせる

イーと歯を見せる（下顎を前後・左右・上下に動かさないようにキッチリと咬合した状態にしておく）
0：麻痺側の口角に緊張がなく，健側に引き寄せられる
1：緊張は見られるが麻痺側の口角が全く動かない
2：麻痺側の口角が麻痺側に僅かに動く
3：麻痺側の口角はかなり動くが，①左右対称ではない，または，②左右の動きが一致せず遅れる
4：左右の口角とも完全に左右対称に動き，かつ動きも完全に一致している

し，経過観察する場合が多い。Hunt症候群では不全型を含め，乳幼児であっても積極的にステロイドと抗ウイルス薬の併用投与を行う。Covid-19に伴う小児顔面神経麻痺ではステロイドが投与されている[5]。通常，小児では顔面神経減荷手術やステロイド大量療法は行わない。

参考文献

1) Peitersen E. Natural history of Bell's palsy. Acta Otolaryngol (Stockh) Suppl. 1992；492：122-4.
2) Hato N, Kisaki H, Honda N, et al. Ramsay Hunt syndrome in children. Ann Neurol. 2000；48：254-6.
3) Furuta Y, Ohtani F, Aizawa H, et al. Varicella-zoster virus reactivation is an important cause of acute peripheral facial paralysis in children. Pediatr Infect Dis J. 2005；24：97-101.
4) 松代直樹，小嶋寛明．『トリアージ10点法』は顔面神経麻痺の適確かつ簡便な評価を可能とするか？〜柳原40点法との相関性の検証〜．Facial N Res Jpn. 2014；34：112-4.
5) Iacono A, Pennisi E, Benincasa C, et al. A case of facial nerve palsy in a pediatric patient associated with Covid-19. Ital J Pediatr. 2022；48(1)：75.

2　妊婦に対する診療

　エストロゲン，プロゲステロンの増加は，凝固，血栓症，血管拡張，血管うっ血，浮腫を生じ，妊娠中の顔面神経麻痺の誘因と考えられ，人口10万人に対して約45人と同年代の非妊娠女性に比べ発症頻度が高いことが知られている[1]。特に妊娠第3期から産褥期での発症が多く，顔面麻痺などの末梢神経障害の他，発作，片頭痛，脳卒中，てんかんなどの中枢神経学的状態にも配慮し，早期かつ正確な診断が必要であり，妊婦および胎児の両者に対する安全性を考慮する必要がある[2,3]。妊娠に関連した麻痺の予後には一定の見解はなく，麻痺の重症度別の治療指針に関してさらなる検討が必要である。

　顔面神経麻痺の治療にはステロイド，抗ウイルス薬などの薬物療法が中心となる。経口ステロイドの1つであるプレドニゾロンはヒトでは胎盤通過性が低く，胎児への移行が少ないため比較的安全とされる。Bell麻痺の経口ステロイドによる10日間の早期治療が強く推奨されているが，抗ウイルス療法の同時使用が裏付けとなる証拠は少ない。症状の発症から3日以内に治療を開始すると完全治癒率が高くなる[4]。妊娠中のBell麻痺の予後は，妊娠していない人よりも悪く，ステロイドによる早期治療が推奨されるがリスクも存在する。

　抗ウイルス薬であるバラシクロビルは米国FDA基準ではカテゴリーBに属し，妊婦や胎児への危険性は少ないとされている。重複感染の妊娠女性に対するランダム化試験において，バラシクロビルは乳児および母体の毒性または有害事象とは関連が認められなかった報告もある[5]が，妊婦への薬剤投与にあたっては胎児毒性もあり得ることを常に念頭に置くべきである。薬剤の使用はできるだけ少量かつ短期間とし，妊婦の妊娠週数を考慮し，産科医と相談しながら投与する。星状神経節ブロックにおいては妊婦に対しても比較的安全に施行できるため，発症早期での施行は選択肢の1つとなる。

参考文献

1) Peitersen E. Bell's palsy：the spontaneous course of 2,500 peripheral facial nerve palsies of different etiologies. Acta Otolaryngol Suppl. 2002；549：4-30.
2) Maqbool R, Maqbool M, Zehravi M, et al. Acute neurological conditions during pregnancy and their management：a review. Int J Adolesc Med Health. 2021；33：357-66.
3) Gillman GS, Schaitkin BM, May M, et al. Bell's palsy in pregnancy：a study of recovery outcomes. Otolaryngol

Head Neck Surg. 2002；126：26-30.
4) Evangelista V, Gooding MS, Pereira L. Bell's Palsy in Pregnancy. Obstet Gynecol Surv. 2019；74（11）：674-8.
5) Drake AL, Roxby AC, Kiarie J, et al. Infant safety during and after maternal valacyclovir therapy in conjunction with antiretroviral HIV-1 prophylaxis in a randomized clinical trial. PLoS One. 2012；7：e34635.

3　高齢者に対する診療

　高齢者の顔面神経麻痺に対する診療においては，顔面神経麻痺の臨床経過などの特徴，生理機能，合併症や併用薬など，小児例・成人例とは違った留意すべき点がある。

1　顔面神経麻痺の特徴

　高齢者の顔面神経麻痺は，小児例・成人例と比較して完全治癒に至る症例が少ないが，これは高齢者では完全麻痺・脱神経例が多いことに起因すると考えられる[1]。40歳以上になると組織学的には顔面神経管の神経線維の数が著明に減少する[2]ことが，麻痺が発生すると完全麻痺になりやすい要因の1つと考えられる。一方，麻痺発症後の回復過程は成人例と同等の治療を施行できた場合，高齢者と成人例との間に大きな差はないとされている[3]。したがって，高齢者の顔面神経麻痺は完全麻痺にまで悪化しやすい可能性を念頭に置いて治療に早期から当たるべきである。

2　生理機能，合併症

　高齢者は糖尿病ほどではないが耐糖能障害をきたしていることが多い。これは加齢とともにインスリンの分泌が低下するとともに，インスリン抵抗性が増大するためである。このため，ステロイド治療による血糖上昇，二次性糖尿病発症の可能性を留意すべきである。

　高齢者は，糖尿病，高血圧，B型肝炎などステロイド投与に注意を要する合併症を持っていることが多い。また自己免疫疾患など，すでにステロイド治療を受けている可能性もある。したがって，顔面神経麻痺に対するステロイド治療を高齢者に行う際には，合併症の有無や併用薬を十分に把握し，治療の計画を立てる必要がある。しかし，これは高齢者に対するステロイド治療を避けるべきという意味ではなく，前述のように十分な治療が施行できれば治療効果も期待できることから，必要があれば躊躇せず内科など他科との連携をとって治療に当たるべきである。

参考文献
1) 岸本正生．ベル麻痺における神経変性に関する研究．耳鼻臨床．1973；66（6）：667-92.
2) Kullman GL, Dyck PJ, Cody DT. Anatomy of the mastoid portion of the facial nerve. Arch Otolaryngol. 1971；93（1）：29-33.
3) 中里秀史，池田稔，久木元延生，他．高齢者の顔面神経麻痺の検討．Facial N Res Jpn. 1996；16：151-3.

4　ステロイドの投与に注意を要する合併症症例に対する診療

　ステロイドホルモンは抗炎症作用・免疫抑制作用などを持ち，末梢性顔面神経麻痺のほとんどの急性期治療で有効であり，日常診療で頻繁に使用されるためその副作用などについて十分に理解しておく必

要がある。

　ステロイドの投与期間が約1〜2週間の比較的短期間では，特に高血糖，血圧上昇，精神症状などの副作用に注意が必要である。したがって糖尿病，高血圧，精神疾患そしてB型肝炎などの合併症を有する症例に対するステロイド投与の際は，治療上の利益と副作用などによる不利益とを検討したうえで，ステロイド投与の可否を検討する必要がある。

　一方ステロイドの使用が禁忌となるのは，ケトアシドーシスのような著しい代謝障害，重症感染症，妊娠初期（相対過敏期まで），重篤な外傷などである。

　以前はステロイド治療が消化性潰瘍のリスクを増加させると考えられていたが，現在は否定されリスクファクターではないとされている[1]。しかし，NSAIDs併用下でのステロイド治療は出血性潰瘍のリスクが増加するため，PPIの投与が必要となる[1]。

1 糖尿病

　Bell麻痺やHunt症候群では糖尿病の合併率が高いことが知られており，糖尿病が顔面神経麻痺発症の誘因の1つと考えられている[2]。糖尿病合併例も糖尿病非合併例と同様の急性発症や臨床経過をたどることが多いため，糖尿病合併例でも側頭骨内顔面神経管内での神経浮腫，圧迫がその病態と推察されている。したがって，糖尿病による細胞性免疫の低下に伴うヘルペス属ウイルスの再活性化が原因の1つと考えられている。

　Bell麻痺の自然治癒率は約70％である一方，糖尿病合併例の自然治癒率は約30％とされる。糖尿病合併例へのステロイド投与は，糖新生の亢進とインスリン感受性の低下により糖尿病状態は悪化するが，インスリン療法などの内科的治療により対処可能である。糖尿病非合併例と同様のステロイド治療を施行できれば，糖尿病合併例の治癒率は糖尿病非合併例と同等との報告も多い。したがって，糖尿病合併例の治療においては内科医との密接な連携のもとに，適切なステロイド治療を行うことが望ましい。

2 高血圧

　ステロイド投与による血圧上昇は，ナトリウム再吸収促進，アンギオテンシンⅡ増加，エリスロポエチン産生増加による血管収縮，一酸化窒素（NO）の産生抑制あるいは利用障害による血管内皮機能障害などが考えられているが，十分には解明されていない[3]。低用量のステロイド投与では血圧上昇をきたすことは少ないが，中等量以上になると高血圧を合併するようになる。特に高齢者ではプレドニゾロン服用量の増加に伴い，血圧上昇度が大きくなるために注意が必要である。したがって，高血圧合併例にステロイド治療を行う際には血圧管理に留意し，血圧上昇が発現すれば内科との連携をとるべきである。

3 精神疾患

　ステロイドは精神症状の発症リスクが最も高い薬剤の1つであり，自殺のリスクも上昇する。症状はさまざまで，躁状態，抑うつ状態，幻覚・妄想状態，せん妄などがあり，その中でうつ病は比較的頻度の高い精神症状である。多くの症例ではステロイド投与後数日から1，2週後に症状が発現し，女性に多いが年齢や精神疾患の既往との関連は否定的である[4]。

　ステロイドによる精神障害の発症は用量依存的であり，プレドニゾロンの投与量が40 mg/日を超えるとうつ病の発症率が増加するという意見もある。このため治療の原則はステロイドの減量・中止である。ステロイド投与開始後早期には不眠などの精神症状の発現に注意し，ステロイドによる精神障害が疑われれば精神神経科医との連携が必要となる。

④ B型肝炎

　B型肝炎ウイルス(HBV)感染患者において，免疫抑制・化学療法などによりHBVが再増殖することがHBV再活性化である。HBV再活性化はキャリアからの再活性化だけでなく，既往感染者(HBs抗原陰性，かつHBc抗体またはHBs抗体陽性)から再活性化する可能性もあり，免疫抑制・化学療法を行う際には注意を要する[5]。HBV再活性化による肝炎は重症化しやすいだけでなく，肝炎の発症により原疾患の治療を困難にさせるため，発症そのものを阻止することが最も重要である。

　顔面神経麻痺に対するステロイド治療の際には，日本耳鼻咽喉科頭頸部外科学会からの「突発性難聴，顔面神経麻痺等のステロイド治療におけるHBV再活性化防止に関する指針(第2版)」を参考にすべきである[6]。概要は，全身ステロイド治療を行う場合にステロイド投与と同時にHBs抗原・HBs抗体・HBc抗体の検査を行い，HBs抗原が陽性の場合は治療を継続しつつ肝臓専門医に紹介する。またHBs抗原が陰性でもHBs抗体・HBc抗体のいずれかが陽性かつステロイド投与が2週間を超える場合は，HBs抗原陽性例と同様に治療を継続しつつ肝臓専門医に紹介することが望ましいとされている。

参考文献

1) 日本消化器病学会. 糖質ステロイド投与は，消化性潰瘍発生(再発)のリスクファクターか?. 消化性潰瘍診療ガイドライン2015. p.156, 南江堂，2015.
2) Adour K, Wingerd J, Doty HE. Prevalence of concurrent diabetes mellitus and idiopathic facial paralysis (Bell's palsy). Diabetes. 1975；24(5)：449-51.
3) 日本高血圧学会高血圧治療ガイドライン作成委員会. 第13章二次性高血圧 7.薬剤誘発性高血圧. 高血圧治療ガイドライン2019. pp.193-7, ライフサイエンス出版，2019.
4) 厚生労働省. B.医療関係者の皆様へ 3.副腎皮質ステロイド薬によるうつ病. 重篤副作用疾患別対応マニュアル. 薬剤惹起性うつ病. pp.14-5, 2008.
5) 日本肝臓学会肝炎診療ガイドライン作成委員会. 6-3 HBV再活性化. B型肝炎治療ガイドライン(3.4版). pp.77-84, 日本肝臓学会，2021.
6) 日本耳鼻咽喉科頭頸部外科学会. 突発性難聴，顔面神経麻痺等のステロイド治療におけるHBV再活性化防止に関する指針(第2版). 日本耳鼻咽喉科頭頸部外科学会. 2020.

5　治療効果判定

1　方法・基準

　2016年の日本顔面神経学会で，「顔面神経麻痺の評価up-to-date」というシンポジウムが開催され，その際に治療効果判定基準が協議，制定された。

　現在の本邦における治癒の判定基準は，

> 1. 柳原法（40点法）で38点以上に回復したもの
> 2. 中等度以上の病的共同運動が残存しないもの
> 3. 発症後1年以降に評価されたもの

となっており，上記3条件を全て満たした場合に，顔面神経麻痺を治癒と判定する。

　古くは1995年に，当時の日本顔面神経研究会内に治療効果判定委員会が設立され，「末梢性顔面神経麻痺の治療効果判定についての申し合わせ事項試案」として提唱された。その試案では，「完全治癒は36点以上に回復し，中等度以上の病的共同運動が残存しないもの」と定義され，麻痺発症後6カ月以上の経過観察で治癒判定が可能とされた。以後20年間，本邦において顔面神経麻痺の治療効果判定基準として重用されてきた。

　一方，検者間誤差や麻痺後遺症の判定，諸外国で用いられているHouse-Brackmann法やSunnybrook法などとの整合性・互換性など，いくつかの問題点も明らかになり，見直しの必要性が指摘されてきた。1995年試案で特に問題とされたのは，House-Brackmann法との整合性，完全治癒と治癒の違い，経過観察期間の3点である。House-Brackmann法は国際的に汎用されている麻痺評価法であり，gradeⅠを治癒，gradeⅡ以上を軽快と表現する場合が多い。House-Brackmann法のgradeⅠに合わせ，柳原法（40点法）での2016年治癒判定基準を制定した。また「完全治癒」という用語は誤解を招く可能性があるため，2016年基準からは「治癒」判定基準とした。また，麻痺発症後6カ月では，以降に回復傾向を示す症例や病的共同運動などの後遺症が顕性化する症例も存在する。後遺症に対するリハビリテーションの普及や国際的なコンセンサスとの整合性も考慮し，2016年基準からは判定時期を発症後1年以降に延期した。このような経緯で，聴衆参加型の上記シンポジウムを経て，古い基準が見直され現在の基準に修正された。

　柳原法は，顔面の静的・動的表情の主要な10項目を個別・部位別に評価することで，発症早期での顔面神経麻痺の程度評価には利点が多いが，治療効果を最終的に評価するには，スコアに後遺症が含まれにくいことや，リハビリテーションや形成外科的治療の評価へは親和性が乏しく課題がある。拘縮と病的共同運動を中心とした後遺症の評価ではSunnybrook法が優れている。柳原法による後遺症評価には様々な課題があり，今後適切な対策を検討すべきである。

Ⅲ

各　論

1　Bell麻痺

1　疾患概念・疫学

　顔面神経麻痺の中で最も頻度が高く，60〜70％を占める[1]。またその発症頻度は人口10万人あたり毎年20〜40人[2]，50歳代の発症頻度が最も高いとされる[2]。顔面神経麻痺以外に主だった症状や所見を伴わない。急性発症し，数日〜10日ほど麻痺は進行するが，その後徐々に回復する。自然治癒率は約70％[3]，早期にステロイド等を用いた治療によって約95％が治癒する[4]。以前は特発性顔面神経麻痺と呼ばれていたが，近年の研究でそのなかの多くが単純ヘルペスウイルスⅠ型（HSV-1）が関与し発症することが明らかになった[5]。また水痘帯状疱疹ウイルス（VZV）が原因のHunt症候群の中に，難聴やめまい，耳介水疱・発赤を伴わない無疱疹性帯状疱疹（zoster sine herpete：ZSH）が存在し[6]，臨床的にはBell麻痺として扱われることが多い。

参考文献

1) 古川孝俊，阿部靖弘，後藤崇成，他. 当科顔面神経外来の臨床統計. Facial N Res Jpn. 2016；36：105-8.
2) 池田稔，村上信五. 顔面神経麻痺診療の基礎知識. 顔面神経麻痺診療の手引―Bell麻痺とHunt症候群―2011年版（日本顔面神経研究会編），金原出版，pp.1-14, 2011.
3) Peitersen E. The natural history of Bell's palsy. Am J Otol. 1982；4（2）：107-11.
4) 村上信五. Bell麻痺のVZV感染に対応できる実践的薬物治療. ウイルス性顔面神経麻痺―病態と後遺症克服のための新たな治療―（村上信五編），名古屋市立大学大学院医学研究科耳鼻咽喉科・頭頸部外科学，pp.116-21, 2015.
5) Murakami S, Mizobuchi M, Nakashiro Y, et al. Bell palsy and herpes simplex virus：identification of viral DNA in endoneurial fluid and muscle. Ann Intern Med. 1996；124（1 Pt 1）：27-30.
6) Tomita H, Hayakawa W, Hondo R. Varicella―Zoster virus in idiopathic facial palsy. Arch Otolaryngol. 1972；95：364-8.

2　病因・病態

　先述のように従来，原因不明の顔面神経麻痺をBell麻痺と称してきたが，近年のウイルス学的研究によってHSV-1が深く関与することが明らかになり[1]，Bell麻痺の約60％がHSV-1によるものとされる[2]。またVZV再活性化が原因のHunt症候群の中で，難聴やめまい，耳介水疱・発赤を伴わないZSHはBell麻痺として扱われることが多く，近年の分子生物学的研究によるとその割合はBell麻痺の約3割とされる[3]。ZSHは血清抗体価検査によって初めてBell麻痺と鑑別されることから，臨床的にBell麻痺と診断されることが多い。その他，依然として原因不明なものが含まれる。

　HSV-1は小児期はヘルペス性口内炎として初感染をきたし，鼓索神経を介して（神経行性），あるいは血行性に顔面神経膝神経節に達し，そこで潜伏感染する。HSV-1は過労や抜歯，妊娠，紫外線・寒冷曝露などのストレスにより膝神経節内で再活性化・増殖をきたし，ウイルス性神経炎が生じる。骨性管腔である顔面神経管内で神経炎が生じると，神経の腫脹により神経管内圧が上昇し，神経に虚血が生じる。虚血が生じたことで治癒機転が働かず，むしろ浮腫が増悪，これがさらなる虚血を招く。この悪循環によって神経の機能障害，器質的障害が起こり，顔面神経麻痺が生じ増悪する（図Ⅲ-1）。神経に生じたWaller変性は完成するまでに7〜10日，最大で14日程度を要し[4]，その間麻痺が増悪する。この

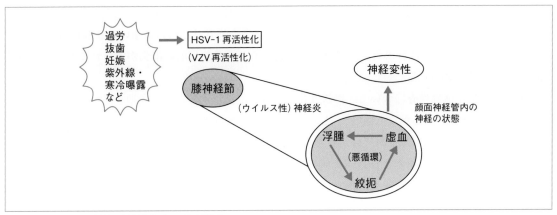

図Ⅲ-1　ウイルス性顔面神経麻痺の発症機序
膝神経節で再活性化したHSV-1あるいはVZVにより，顔面神経には神経炎が生じる。この炎症を契機として顔面神経に浮腫が生じ，神経は腫脹して細い骨性の管である顔面神経管の中で絞扼される。この状態は顔面神経の虚血を進め，さらに浮腫を亢進させる。このような悪循環により顔面神経の障害が進行して麻痺が生じ，さらに神経変性へと進む。

悪循環を断つため，ステロイドや抗ウイルス薬の投与，顔面神経減荷術が行われる。

　先述のようにZSHは血清抗体価検査なしではBell麻痺として扱われる。VZVは小児期の水痘罹患時に，HSV-1と同様に鼓索神経を介した神経行性，あるいは血行性に顔面神経膝神経節に達しそこで潜伏感染し，のちに同部位で再活性化して麻痺が生じる。顔面神経患者において，VZVの再活性化にはVZV特異的細胞性免疫能の低下の影響が示唆されている[5]。

参考文献

1) Murakami S, Mizobuchi M, Nakashiro Y, et al. Bell palsy and herpes simplex virus：identification of viral DNA in endoneurial fluid and muscle. Ann Intern Med. 1996；124（1 Pt 1）：27-30.
2) 村上信五．病名と病因のミスマッチ．ウイルス性顔面神経麻痺―病態と後遺症克服のための新たな治療―（村上信五編），名古屋市立大学大学院医学研究科耳鼻咽喉科・頭頸部外科学，pp.14-6, 2015.
3) Furuta Y, Ohtani F, Kawabata H, et al. High prevalence of varicella-zoster virus reactivation in herpes simplex virus-seronegative patients with acute peripheral facial palsy. Clin Infect Dis. 2000；30（3）：529-33.
4) Fisch U. Maximal nerve excitability testing vs electroneuronography. Arch Otolaryngol. 1980；106（6）：352-7.
5) Haginomori S, Ichihara T, Mori A, et al. Varicella-zoster virus-specific cell-mediated immunity in Ramsay Hunt syndrome. Laryngoscope. 2016；126（1）：E35-9.

3　診断基準・重症度分類

　Bell麻痺は，急性発症で顔面神経障害以外の症状・臨床所見がない。以前は原因不明，すなわち特発性顔面神経麻痺といわれたが，多くがHSV-1再活性化が原因であることが明らかになった。しかしHSV-1再活性化に伴う検査所見が得られることは少ない。

　一般的に，数時間から数日で顕著となる一側性の顔面表情筋運動障害が認められる。視診では耳介や外耳道，鼓膜にかけて異常はみられず，それがHunt症候群と異なる点である。またしばしば咽頭や喉頭に粘膜疹を伴うHunt症候群と違い，これらの部位にも異常はみられない。しかし，皮膚・粘膜病変は麻痺当初にみられなくても，その後遅れて生じHunt症候群が顕在化することがあり注意が必要であ

る。耳痛はHunt症候群ほど強くはないものの，軽度の耳後部痛を発症初期に訴えることがある。難聴やめまいの訴えはなく，聴力検査や平衡機能検査では大きな異常は認められないこともHunt症候群との鑑別に有用である。涙液分泌異常，患側の味覚低下や耳小骨筋反射の消失がみられるが，これらはHunt症候群でも認められる。

HSV-1の血清抗体価検査について，再活性化により血清抗体価の有意な変動を認めることは稀であり，IgM抗体が検出される頻度も低い[1]。したがってBell麻痺症例において抗HSV抗体検査は臨床的意義は小さい。一方，Bell麻痺症例では，対照群と比較して血清抗HSV抗体の保有率が有意に高いことが報告されており[2]，Bell麻痺とHSV-1との関連が示唆される所見といえる。

Bell麻痺におけるVZVの抗体価検査はZSH診断のために行う[3]。詳細は「Ⅱ-2-2) 8 ウイルス学的検査」(p.26) を参照のこと。

MRIは顔面神経鞘腫など腫瘍性病変，中枢性病変を除外するために施行する。特に再発性麻痺や予後推定と異なる経過の例，担癌患者などではより積極的に考慮する。顔面神経麻痺例ではガドリニウム(Gd) 造影MRIを撮影するのがよい。1989年Danielsら[4]により初めて，Bell麻痺やHunt症候群において造影MRIで側頭骨内顔面神経が造影増強されることが報告された。これら顔面神経麻痺では，顔面神経内耳道部から迷路部，膝部，鼓室部にかけて健側と比較してしばしば造影効果がみられ[5-7]，膝神経節におけるウイルス再活性化を示唆する所見である。従来，造影効果の強さと神経障害の程度，予後とは相関しない[5,8]とされてきたが，近年の詳細な検討によると，発症後3週前後での撮影でGd造影効果の強い例は予後不良の可能性が高いとされる[7]。造影部位が神経のサイズ以上に拡がっている例では神経鞘腫などの腫瘍性病変を疑い，側頭骨CTによる顔面神経管の精査を行う。なお耳下腺内神経鞘腫や耳下腺癌は触診では発見しづらいことも多く，したがってMRIは耳下腺まで含めて撮影するのがよい。

重症度は柳原法，House-Brackmann法，Sunnybrook法などの麻痺スコアを用いて評価する。詳細は「Ⅱ-2-2) 1 主観的麻痺程度評価」(p.13) を参照のこと。

参考文献

1) Morgan M, Nathwani O. Facial palsy and infection : The unfolding story. Clin Infect Dis. 1992 ; 14 : 263-71.
2) Kawaguchi K, Inamura H, Abe Y, et al. Reactivation of herpes simplex virus type 1 and varicella—zoster virus and therapeutic effects of combination therapy with prednisolone and valacyclovir in patients with Bell's palsy. Laryngoscope. 2007 ; 117 : 147-56.
3) 相澤寛志, 古田康, 大谷文雄, 他. 末梢性顔面神経麻痺症例におけるVZV再活性化の血清診断—EIA法による抗VZV IgG抗体価の変動について. Facial N Res Jpn. 2002 ; 22 : 53-5.
4) Daniels DL, Czervionke LF, Millen SJ, et al. MR imaging of facial nerve enhancement in Bell palsy or after temporal bone surgery. Radiology. 1989 ; 171 (3) : 807-9.
5) Korzec K, Sobol SM, Kubal W, et al. Gadolinium-enhanced magnetic resonance imaging of the facial nerve in herpes zoster oticus and Bell's palsy : clinical implications. Am J Otol. 1991 ; 12 (3) : 163-8.
6) Kinoshita T, Ishii K, Okitsu T, et al. Facial nerve palsy : evaluation by contrast-enhanced MR imaging. Clin Radiol. 2001 ; 56 (11) : 926-32.
7) 村上信五. ガドリニウム造影MRIの臨床的意義—神経浮腫と麻痺の予後—. ウイルス性顔面神経麻痺—病態と後遺症克服のための新たな治療—(村上信五編), 名古屋市立大学大学院医学研究科耳鼻咽喉科・頭頸部外科学, pp70-7, 2015.
8) Kohsyu H, Aoyagi M, Tojima H, et al. Facial nerve enhancement in Gd-MRI in patients with Bell's palsy. Acta Otolaryngol Suppl. 1994 ; 511 : 165-9.

4　治療のClinical Question

Bell麻痺治療のフローチャート

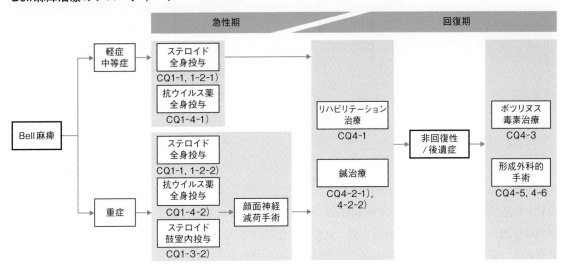

CQ 1-1	Bell麻痺に通常量のステロイド全身投与は有効か？		
推奨		推奨の強さ	エビデンスの確実性
全重症度（軽症〜重症）の急性期Bell麻痺患者へ顔面神経麻痺治癒のため，通常量のステロイド全身投与を行うことを強く推奨する。 ［投票結果：100.0%（14/14）］		**強い**	⊕⊕⊕⊖

1 背景

　成人のBell麻痺の急性期治療においてステロイド全身投与は第一選択として用いられており，諸外国のガイドラインでも推奨されている[1,2]。通常はプレドニゾロン換算で1 mg/kg/日（成人男性で60 mg/日，女性で40 mg/日が目安）を経口投与し，1〜2週程度で漸減終了する。しかし，ステロイド投与は糖尿病の増悪や高血圧症，睡眠障害など副作用が生じることがあり，ステロイド投与のメリット・デメリットを理解したうえで治療に当たることが肝要である。

2 解説

　Bell麻痺は以前は原因不明，すなわち特発性顔面神経麻痺とされてきたが，その多くは，単純ヘルペスウイルスの再活性化による神経炎に伴う顔面神経の虚血と，浮腫による自己絞扼が病態であることが明らかになってきた。これに対し抗炎症，抗浮腫などの作用を期待したステロイド治療は理にかなっている。

　今回，システマティックレビュー（SR）に組み入れた6つのランダム化比較試験の論文[3-8]は，いずれも初期投与量がプレドニゾロン換算100 mg/日未満，総投与量500 mg以下の，いわゆる通常量投与である。平均H-B gradeは3.6以上，平均年齢は36.8〜56.9歳，4論文が発症から投与開始まで72時間以

表Ⅲ-1　各ステロイドの性質

薬品名 (商品名)	生物学的半減期 (時間)	糖質コルチコイド作用 (抗炎症) (力価比)	鉱質コルチコイド作用 (力価比)	概算同等用量 (mg)
ヒドロコルチゾン (ソル・コーテフ®, サクシゾン®など)	8〜12	1	1	20
プレドニゾロン (プレドニン®, プレドニゾロン®など)	12〜36	4	0.8	5
メチルプレドニゾロン (メドロール®など)	12〜36	5	<0.01	4
デキサメタゾン (デカドロン®など)	36〜72	25	<0.01	0.75
ベタメタゾン (リンデロン®など)	36〜72	25	<0.01	0.75

内である。なお，6論文中5つは対照群にはプラセボ投与である。その結果，ステロイド投与群では発症後6カ月の非治癒のリスク比 (RR) は0.60，発症後12カ月では0.65，後遺症の発症は0.53，95％信頼区間は0.42〜0.68と，いずれも非投与群と比較し非治癒のリスクは小さかった。他方，副作用のリスク比は0.98，95％信頼区間は0.67〜1.44と，対照群と差を認めなかった。よってBell麻痺に対する通常量のステロイド全身投与は有効で，エビデンスは高い。

　Sullivanらの二重盲検プラセボ対照無作為化試験[6]では，発症後3カ月での治癒率はプレドニゾロン群83％，プラセボ群63.6％，発症後9カ月ではプレドニゾロン群94.4％，プラセボ群81.6％であった，Engströmら[4]も同様に二重盲検プラセボ対照無作為化試験を行い，プレドニゾロン投与群416名では，投与しなかった413名と比較して，回復までの時間が統計的に有意に短かったことを報告している。

　小児のBell麻痺は成人に比べ予後良好であり，成人に比べ早期に治癒する割合が高い。これは顔面神経管が成人より短いことや神経の再生能力が優れることなどが理由と考えられる。小児の顔面神経麻痺の後遺症は，その後の人生に生涯にわたり大きな影響を与えるため，慎重な診断と治療法の選択が求められる。残念ながら小児Bell麻痺を対象としたステロイドの使用を支持する質の高い臨床試験は見当たらない。しかし成人のBell麻痺と臨床症状や経過が類似すること，プレドニゾロン換算で1 mg/kg/日のステロイド投与では通常，顕著な有害性を認めないことから，通常量のステロイド投与を経口あるいは点滴にて行う。軽症例，特に乳幼児ではステロイド投与は行わず経過をみることも考慮される。

　ステロイドの投与は，抗炎症，抗浮腫を目的に可及的速やかに行う。Axelssonらは多施設二重盲検プラセボ対照無作為化試験で，プレドニゾロン投与開始が発症から48時間以内であれば非投与群と比べ治癒率が有意に高く，48時間以上経過すると非投与群と治癒率に差はなかったと述べている[9]。

　Bell麻痺に対する諸外国のガイドラインについて，米国耳鼻咽喉科・頭頸部外科学会 (AAO-HNS) では16歳以上のBell麻痺患者に対し発症72時間以内のステロイド経口投与が強く推奨されている[2]。カナダ耳鼻咽喉科頭頸部外科学会およびカナダ神経科学協会のガイドラインでも，ステロイド投与は全てのBell麻痺患者に強く推奨している[1]。またCochrane Reviewでも，Bell麻痺の治療にステロイドを用いることは大きな利益をもたらすとされている[10]。

　各種ステロイドの性質の比較を表Ⅲ-1に示す。ステロイドは抗炎症効果を示す糖質コルチコイド作用に加え，水・電解質代謝 (ナトリウム貯留，カリウム排泄) に関わる鉱質コルチコイド作用を有することにも注意が必要である。

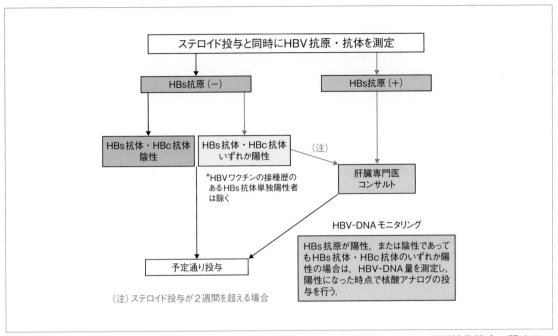

図Ⅲ-2 「突発性難聴，顔面神経麻痺等のステロイド治療におけるＢ型肝炎ウイルス再活性化防止に関するフロー図」第２版

（一般社団法人　日本耳鼻咽喉科頭頸部外科学会ホームページより転載）

③ コストや資源，促進阻害要因

　顔面神経麻痺に対するステロイド投与は保険診療として認められている。ステロイド剤自体は安価である。糖尿病患者では投与後に高血糖をきたして糖尿病が増悪することから，入院のうえインスリンを用いて血糖コントロールを行いながらステロイド治療を行う必要がある。十分な血糖管理のもとステロイド投与を行うことで安全に治療を遂行でき，また糖尿病の重症化を防ぐことができる。

　近年，悪性腫瘍や自己免疫疾患の治療において，抗癌剤や免疫抑制剤・ステロイドが使用されるが，それに伴いＢ型肝炎既感染者でHBウイルス（HBV）の再活性化による劇症肝炎の発症が問題になっている。顔面神経麻痺のステロイド投与は1～2週の短期間で終了するので劇症化のリスクは高くはないと考えられるが，予防策を講じておく必要がある。これについて日本耳鼻咽喉科頭頸部外科学会では指針を作成し，ホームページ上に公開している（https://www.jibika.or.jp/modules/news_members/index.php?content_id=76　※2023年4月11日現在）（図Ⅲ-2）。全身ステロイド治療を行う場合，ステロイド投与と同時にHBs抗原の検査を行う。HBs抗原が陽性の場合はＢ型肝炎を発症する可能性があるため，治療を継続しつつ肝臓専門医に紹介する。また，HBVの再活性化はステロイドの投与量より投与期間に大きく依存することから，HBs抗原が陰性でも2週間を超えてステロイドを全身投与する場合はHBc抗体とHBs抗体を測定し，いずれかの抗体陽性の場合はHBs抗原陽性例と同様にＢ型肝炎を発症する可能性があるため，治療を継続しつつ肝臓専門医に紹介することが望ましい。ただし，HBVワクチンの接種歴のあるHBs抗体単独陽性者は除く。なお，免疫抑制・化学療法により発症するＢ型肝炎対策の指針を有する施設においては，施設の指針を優先する。

④ ワーキンググループ会議

エビデンスレベルの高い二重盲検プラセボ対照無作為化試験が複数あり，Cochrane Review[10] でもほぼ同様の結果であり，ステロイド通常量の全身投与の有用性のエビデンスレベルは高く，今後再検討する必要性はないと考えられる。

● SR結果のまとめ（Summary of Findings表）

疾患/対象者：
セッティング：制限なし
介入：ステロイド全身投与［ただし大量療法（初回投与量プレドニゾロン換算120〜200 mg/day）は除く］
対照：ステロイド投与なし
試験デザイン：ランダム化比較試験

アウトカム（重要性，等級）	対象者数（研究数）	相対効果（95%信頼区間）	期待される絶対効果（95%信頼区間）			エビデンスの確実性
			対照	介入	差	
発症6カ月後非治癒（重大，8）	1,501人（6 studies）	RR 0.60（0.43〜0.83）	1,000人中333人[c]	1,000人中200人	1,000人中133人少ない（−190〜−57）	⊕⊕⊕⊕
発症12カ月後非治癒（重大，8）	885人（2 studies）	RR 0.65（0.55〜0.78）	1,000人中441人[c]	1,000人中287人	1,000人中154人少ない（−198〜−97）	⊕⊕⊕⊕
後遺症[a]（重大，7）	1,170人（3 studies）	RR 0.53（0.42〜0.68）	1,000人中282人[c]	1,000人中149人	1,000人中133人少ない（−164〜−90）	⊕⊕⊕⊕
副作用[b]（重要，5）	695人（3 studies）	RR 0.98（0.67〜1.44）	1,000人中124人[c]	1,000人中122人	1,000人中2人少ない（−41〜＋55）	⊕⊕⊕⊖[d]

[a] Motor synkinesis or crocodile tears を各論文より抽出。
[b] 副作用の定義は睡眠障害（Lagalla 2002），Non serious adverse events（Engström 2008, Sullivan 2007）。
[c] メタアナリシスにおける対照群の中央値より算出。
[d] 不精確さのためグレードダウンした。

参考文献

1) de Almeida JR, Guyatt GH, Sud S, et al. Management of Bell palsy：clinical practice guideline. CMAJ. 2014；186（12）：917-22.

2) Baugh RF, Basura GJ, Ishii LE, et al. Clinical practice guideline：Bell's palsy. Otolaryngol Head Neck Surg. 2013；149（3 Suppl）：S1-27.

3) Austin JR, Peskind SP, Austin SG, et al. Idiopathic facial nerve paralysis：a randomized double blind controlled study of placebo versus prednisone. Laryngoscope. 1993；103（12）：1326-33.

4) Engström M, Berg T, Stjernquist-Desatnik A, et al. Prednisolone and valaciclovir in Bell's palsy：a randomised, double-blind, placebo-controlled, multicentre trial. Lancet Neurol. 2008；7（11）：993-1000.

5) May M, Wette R, Hardin WB Jr, et al. The use of steroids in Bell's palsy：a prospective controlled study. Laryngoscope. 1976；86（8）：1111-22.

6) Sullivan FM, Swan IR, Donnan PT, et al. Early treatment with prednisolone or acyclovir in Bell's palsy. N Engl J Med. 2007；357（16）：1598-607.

7) Taverner D. Cortisone treatment of Bell's palsy. Lancet. 1954；267（6847）：1052-4.

8) Unüvar E, Oğuz F, Sidal M, et al. Corticosteroid treatment of childhood Bell's palsy. Pediatr Neurol. 1999；21（5）：814-6.

9) Axelsson S, Berg T, Jonsson L, et al. Prednisolone in Bell's palsy related to treatment start and age. Otol Neurotol. 2011；32（1）：141-6.

10) Madhok VB, Gagyor I, Daly F, et al. Corticosteroids for Bell's palsy (idiopathic facial paralysis). Cochrane Database Syst Rev. 2016；7（7）：CD001942.

CQ 1-2	Bell麻痺に高用量のステロイド全身投与は有効か？		
推 奨		推奨の強さ	エビデンスの確実性
1) 軽症～中等症の急性期Bell麻痺患者へ顔面神経麻痺治癒のため，高用量ステロイド全身投与を行わないことを弱く推奨する。 ［投票合意率：100.0％（15/15）］		**弱い**	⊕⊖⊖⊖
2) 重症の急性期Bell麻痺患者へ顔面神経麻痺治癒のため，高用量ステロイド全身投与を行うことを弱く推奨する。 ［投票合意率：100.0％（15/15）］		**弱い**	⊕⊖⊖⊖

１ 背景

　Bell麻痺の多くは単純ヘルペスウイルスの再活性化による神経炎がきっかけとなり，顔面神経の虚血と浮腫による自己絞扼が麻痺の病態と考えられる。抗炎症，抗浮腫効果を目的にステロイドが第一選択として投与される。Bell麻痺に対する通常量ステロイド全身投与は予後を改善する高いエビデンスがあり，本ガイドラインでも強く推奨している。他方，Stennertは血漿増量剤である低分子デキストラン，微小循環改善薬であるペントキシフィリンとともに，プレドニゾロンを初回投与量200〜250 mg/日より漸減投与する治療法（総投与量1,200〜1,300 mg，いわゆるStennert療法≒ステロイド大量療法）により，自然治癒率70％であるBell麻痺に96％という高い治癒率が得られることを報告した[1]。ステロイド大量療法はBell麻痺の治癒率をさらに改善する可能性がある一方，通常量投与に比べステロイドの副作用が頻度・重篤度とも増加することが予想される。

２ 解説

　今回のSRでは，軽症・中等症について3本の論文[2-4]を組み入れた。いずれも観察研究である。重症度はHouse-Brackmann（H-B）grade ⅢおよびⅣ，あるいは柳原法10点以上の例である。高用量ステロイド療法の初期投与量はプレドニゾロン換算で120〜200 mg，比較した通常量療法は40〜60 mgであった。その結果，高用量ステロイド療法の通常量ステロイド療法に対する非治癒のオッズ比は0.89［95％信頼区間（95％CI）＝0.30-2.59］であり，高用量療法の優位性は確認できなかった。他方，高用量ステロイド療法による副作用（不眠，便秘，吃逆）出現のオッズ比は1.56（95％CI＝0.58-4.02）と，通常量療法群に比べ高かった。以上から，軽症〜中等症のBell麻痺に対する高用量ステロイド療法は副作用が多い反面，得られるメリットはなく，したがって行わない方がよいとの結論に達した。

　一方，H-B grade ⅤおよびⅥ，あるいは柳原法8点以下の重症例については上記3論文を含む計8論文[2-9]を組み入れた。高用量ステロイド療法の初期投与量はプレドニゾロン換算で120〜200 mg，比較した通常量療法は40〜60 mgである。その結果，高用量ステロイド療法の通常量療法に対する非治癒のオッズ比は0.37（95％CI＝0.18-0.79）で，高用量療法の優位性が確認された。ただし，いずれも観察研究でありエビデンスレベルは高いとはいえず，重症のBell麻痺に対しては，通常量ステロイド療法の代

Ⅲ

わりに高用量ステロイド療法を弱く推奨することとした。

③ コストや資源，促進阻害要因

　使用するステロイドは安価である。高用量ステロイドを使用することで便秘，吃逆，不眠，気分障害や精神症状，糖尿病の増悪，大腿骨頭壊死，感染の増悪など，また鉱質コルチコイド作用を有するステロイドの場合には高血圧や心悸亢進などの副作用リスクが増大することに注意する。

④ ワーキンググループ会議

　今回組み入れた高用量ステロイド療法に関する論文はいずれも観察研究であり，質が高いとはいえなかった。このSRの結果を基に，重症例のBell麻痺に対するステロイド療法については，さらに検証すべきと考えられた。

●SR結果のまとめ (Summary of Findings表)

疾患/対象者：Bell麻痺患者
セッティング：制限なし
介入：ステロイド全身投与（大量療法：初回投与量プレドニゾロン換算120〜200 mg/day）
対照：ステロイド全身投与（通常量：初回投与量プレドニゾロン換算40〜60 mg/day）
試験デザイン：観察研究

アウトカム（重要性，等級）	対象者数（研究数）	相対効果（95%信頼区間）	期待される絶対効果（95%信頼区間）			エビデンスの確実性
			対照	介入	差	
発症6カ月後非治癒（重大，8）※軽症〜中等症[a]	455人（3 studies）	OR 0.89（0.30〜2.59）	1,000人中44人[c]	1,000人中39人	1,000人中5人少ない（−31〜+70）	⊕⊖⊖⊖[d]
発症6カ月後非治癒（重大，8）※重症例[a]	1,158人（7 studies）	OR 0.37（0.18〜0.79）	1,000人中290人[c]	1,000人中107人	1,000人中183人少ない（−238〜+61）	⊕⊖⊖⊖[e]
副作用[b]（重要，6）	194人（1 study）	OR 1.56（0.58〜4.02）	1,000人中237人	1,000人中370人	1,000人中133人多い（−100〜+716）	⊕⊖⊖⊖

[a] 個々の論文が用いた重症度区分による（重症基準の例：House-Brackmann V-VI, 柳原法0〜8点）。
[b] Fujiwara 2018のうち副作用を検討した患者194名を対象，副作用の定義は眠剤・便秘約・吃逆に対する投薬。
[c] メタアナリシスにおける対照群の中央値より算出。
[d] 効果量の小ささ，論文の質の低さからグレードダウンした。
[e] 論文の質の低さからグレードダウンした。

参考文献

1) Stennert E. New concepts in the treatment of Bell's palsy. In：Disorders of the Facial Nerve：Anatomy, Diagnosis, and Management (Graham MD, House WR eds.), New York：Raven Press, 1982；pp313-8.
2) Fujiwara T, Namekawa M, Kuriyama A, et al. High-dose Corticosteroids for Adult Bell's Palsy：Systematic Review and Meta-analysis. Otol Neurotol. 2019；40（8）：1101-8.
3) 鈴木翼，鈴木健二，大畑光彦，他．末梢性顔面神経麻痺の予後予測と治療法に関する検討．麻酔．2012；61（3）：299-306.
4) 稲村博雄，戸島均，斎藤修，他．当科における特発性顔面神経麻痺の保存的治療法．日耳鼻．1992；95（2）：172-7.
5) Furukawa T, Abe Y, Ito T, et al. Benefits of high-dose steroid＋Hespander＋Mannitol administration in the treatment of Bell's palsy. Otol Neurotol. 2017；38（2）：272-7.

6) 齊藤雄，伊藤博之，岡吉洋平，他．Bell麻痺77例とHunt症候群32例の検討．耳鼻臨床．2016；109（10）：689-95.
7) 久保田万理恵，安松隆治，安井徹郎，他．当科における顔面神経麻痺症例の検討．耳鼻と臨床．2011；57（6）：290-5.
8) 村上大輔，久保和彦，小宗静男．当科における末梢性顔面神経完全麻痺症例の治療成績．Facial N Res Jpn. 2010；30：57-9.
9) 安村佐都紀，麻生伸，坪田雅仁，他．顔面神経麻痺に対するステロイド大量投与法導入後の顔面神経減荷術の検討．Facial N Res Jpn. 2002；22：105-7.

CQ 1-3　Bell麻痺にステロイド鼓室内投与は有効か？

推奨	推奨の強さ	エビデンスの確実性
1）軽症〜中等症の急性期Bell麻痺患者へ顔面神経麻痺治癒のため，通常量のステロイド全身投与に加え，ステロイド鼓室内投与を行うことは，現時点では介入の是非の決断を支持するエビデンスが不十分である。 ［投票合意率：100.0％（14/14）］	N/A	⊕⊖⊖⊖
2）重症の急性期Bell麻痺患者へ顔面神経麻痺治癒のため，通常量のステロイド全身投与に加え，ステロイド鼓室内投与を行うことを弱く推奨する。 ［投票合意率：100.0％（15/15）］	弱い	⊕⊖⊖⊖

1 背景

　Bell麻痺の治療は，ステロイド全身投与が第一選択であり，他項で述べたようにその有効性には高いエビデンスがあり推奨される。一方で，ステロイド全身投与を施行したにもかかわらず治癒に至らない例が存在する。また糖尿病やB型肝炎ウイルスキャリア，腎機能低下，高齢者などで大量のステロイドや抗ウイルス薬が使用しづらい例もある。これらに対し，ステロイド鼓室内投与はステロイド全身投与の上乗せ効果あるいは補助療法として有用性が期待される。ステロイド鼓室内投与は既に突発性難聴に対して内耳への新しいドラッグデリバリー経路として広く施行され，『急性感音難聴診療の手引き2018年版』（日本聴覚医学会）および米国耳鼻咽喉科・頭頸部外科学会（AAO-HNS）の突発性難聴診療ガイドライン2019年改訂版では，全身投与後のサルベージ治療として推奨されている[1,2]。

2 解説

　ステロイド鼓室内投与は主にデキサメタゾンを使用し，鼓膜麻酔ののち経鼓膜的に針で鼓膜を穿刺し，薬液を鼓室内に緩徐に注入し，10〜20分ほど安静を保つ。

　鼓室内に注入されたステロイドが顔面神経に達する経路として，顔面神経管の骨欠損や顔面神経のヘルニア部位が挙げられる。村上はBell麻痺176例の顔面神経減荷術を施行し，顔面神経管の骨欠損や神経ヘルニアは29.5％に認められたと報告した[3]。ヒト側頭骨標本の組織学的検討ではTakahashiらが160個の側頭骨の74％の例で顔面神経管の骨欠損を認め，最も頻度が高い部分は鼓室部後半部分であったと述べている[4]。このように顔面神経管の骨欠損や神経のヘルニアはしばしば観察され，ステロイドのデリバリー経路として重要と考えられる。

　今回はステロイド鼓室内投与単独療法ではなく，ステロイド全身投与に鼓室内投与を併用したか否かによる治療効果について検討した。既存のSRはなく，4本の文献[5-8]を用いて新たにレビューを実施した。このうちChungら[5]と藤原ら[6]の研究はランダム化比較試験，Kimらの研究[7]は準ランダム化比較試験，Inagakiらの研究[8]は観察研究である。鼓室内注入にはいずれもデキサメタゾンを使用している。投与量・投与期間はChungら[5]は5 mg/回を3〜4日に1回の投与で合計3回，藤原ら[6]は1.65 mg/回を週1〜2回，合計平均で1.8回，Kimら[7]は5 mg/回を合計平均2.5回，Inagakiら[8]は1.65 mg/回を連日10日の合計10回である。ステロイド全身投与の総量はプレドニゾロン換算で345〜517 mgである。

　軽症〜中等症のBell麻痺については不全麻痺例を含む3本の文献[5,6,8]を用いてレビューした。Chungら[5]の研究では，鼓室内投与併用群は非併用群に比べ麻痺スコアの回復が早く，累積治癒率も良好であったが，最終的な治癒率に差を認めていない。藤原らの研究[6]でもステロイド鼓室内投与の上乗せ効果は統計学的に明らかではなかった。Inagakiら[8]の報告では，House-Brackmann（H-B）grade Ⅳの不全麻痺患者26例では鼓室内投与併用，非併用に関わらず全例治癒していた。以上から，軽症〜中等症のBell麻痺ではステロイド鼓室内投与の上乗せ効果は確認されず，また重篤な合併症もみられなかったことから，現時点で介入の是非の決断を支持するエビデンスは乏しい。

　他方，重症Bell麻痺については4本の文献[5-8]を用いてレビューした。Chungらの研究[5]では高度麻痺患者（H-B grade Ⅵは含まれていない）において，ステロイド鼓室内投与非併用群の累積治癒率は50%であったのに対し併用群は80%であったが，統計学的に有意な差はなかった。ただし併用群の方が有意に回復時期が短かったと述べている。Inagakiらの報告[8]ではステロイド鼓室内投与非併用群での治癒率はH-B grade Ⅴ例で73%，grade Ⅵ例で56%であったのに対し，併用群ではgrade Ⅴ例で95%，grade Ⅵ例で83%と改善された。重症例に対するステロイド鼓室内投与併用の非併用に対するオッズ比は0.23（95%CI＝0.08-0.69）であり，併用は有用で推奨されると考えられる。ただし有効であったとするInagakiらの論文[8]は観察研究であり，またChungらの報告[5]はフォローアップ期間が平均13.5週と短いなど，組み込んだ論文の質は高いとはいえず，推奨度は弱い。なお，鼓膜穿孔の頻度は今回のSRでは14.2%[5]，5.9%[6]，の報告であったが，対象患者数が31例と少なかった。突発性難聴2,415例を対象としたステロイド鼓室内投与のSR[9]では，穿孔残存は1.0%にみられたと報告されている。

③ コストや資源，促進阻害要因

　使用するステロイド（デキサメタゾン）は安価である。外来患者へのステロイド鼓室内投与の保険請求は，「G000 皮内，皮下および筋肉内注射」に準じて算定する。顔面神経麻痺に対するステロイドの局所投与は保険収載されているが，筋肉内注射のみで認められている。

　顔面神経麻痺患者へのステロイド鼓室内投与は標準治療としては確立されておらず，病状詳記が求められることがある。なお，突発性難聴に対するステロイド鼓室内投与では，使用薬はデキサメタゾンリン酸エステルナトリウム（デカドロン）0.8〜2 mg/回，注入頻度は週1回，総注入回数3〜4回が保険診療上の目安となっている。患者に対しては，特に鼓膜穿孔遺残の可能性について十分説明し，同意を得る必要がある。

④ ワーキンググループ会議

　これまでに2つのランダム化比較試験と1つの準ランダム化比較試験，2件の観察研究が報告されて

いた。鼓室内投与の効果はランダム化比較試験では明らかな有効性が認められない一方，観察研究で効果が認められた。今回のメタアナリシスでは鼓室内投与の併用に一定の効果が期待される結果であったが，投与方法や観察期間も論文によって様々であり，推奨度は「弱い」とした。今後，今回の結果をもとにした研究によるさらなる検証が必要である。

● SR結果のまとめ (Summary of Findings表)

疾患/対象者：Bell麻痺患者
セッティング：制限なし
介入：ステロイド全身投与＋鼓室内投与
対照：ステロイド全身投与
試験デザイン：ランダム化比較試験および観察研究

アウトカム （重要性，等級）	対象者数 （研究数）	相対効果 （95％信頼区間）	期待される絶対効果（95％信頼区間）			エビデンスの 確実性
			対照	介入	差	
非治癒[a] （重大，8） ※軽症〜中等症	54人 (2 studies)	OR 0.37[b] (0.03〜5.00)	1,000人中 44人[d]	1,000人中 16人	1,000人中 28人少ない （−43〜＋176）	⊕⊖⊖⊖[f]
非治癒[a] （重大，8） ※重症例	304人 (4 studies)	OR 0.23[c] (0.08〜0.69)	1,000人中 290人[d]	1,000人中 67人	1,000人中 223人少ない （−267〜−90）	⊕⊖⊖⊖[f]
鼓膜穿孔 （重要，6）			1,000人中 0人	1,000人中 10人[e]	1,000人中 10人多い （＋5〜＋22）	⊕⊖⊖⊖[g]

[a] 各研究の終フォローアップ時点の非治癒率。
[b] 軽症〜中等症の報告のあるChung 2014，藤原2020，Inagaki 2019のデータより効果量を算出した。
[c] 重症度別のデータのない全論文データを含め効果量を算出した。
[d] CQ1-2における対照群の中央値を使用した。
[e] 鼓膜穿孔の頻度は突発性難聴を対象としたSRより引用した（Kim YH, et al. Otolaryngol Head Neck Surg 2021, PMID 34058895）。なお今回のSRでの鼓膜穿孔の頻度は5.9%（1/17）（藤原2020），14.2%（2/14）（Chung 2014）。
[f] 論文の質の低さ，非一貫性からグレードダウンした。
[g] 他のSRを基にしたが，観察研究を対象とし，少なくとも非直接性があることからグレードダウンした。

参考文献

1) CQ 1-10 突発性難聴に対するステロイド鼓室内投与のタイミングとその有効性は？ 急性感音難聴診療の手引き 2018年版（一般社団法人 日本聴覚医学会編）. 金原出版. pp.58-9, 2018.
2) Chandrasekhar SS, Tsai Do BS, Schwartz SR, et al. Clinical Practice Guideline：Sudden Hearing Loss（Update）. Otolaryngol Head Neck Surg. 2019；161（1_suppl）：S1-S45.
3) 村上信五. Bell麻痺とRamsay Hunt症候群の病態. 宿題報告2015 ウイルス性顔面神経麻痺―病態と後遺症克服のための新たな治療―（村上信五編）. 名古屋市立大学大学院医学研究科耳鼻咽喉・頭頸部外科学. pp.59-83, 2015.
4) Takahashi H, Sando I. Facial canal dehiscence：histologic study and computer reconstruction. Ann Otol Rhinol Laryngol. 1992；101（11）：925-30.
5) Chung JH, Park CW, Lee SH, et al. Intratympanic steroid injection for Bell's palsy：preliminary randomized controlled study. Otol Neurotol. 2014；35（9）：1673-8.
6) 藤原崇志，佐藤進一. Bell麻痺に対するステロイド鼓室内投与の上乗せ効果―ランダム化対照試験―. Otol Jpn. 2020；30（2）：75-81.
7) Kim SJ, Lee J, Lee HY. Lack of Evidence to Support the Beneficial Role of Intratympanic Dexamethasone Injection in Acute Peripheral Facial Palsy. Otol Neurotol. 2019；40（10）：e1024-9.
8) Inagaki A, Minakata T, Katsumi S, et al. Concurrent Treatment With Intratympanic Dexamethasone for Moderate-Severe Through Severe Bell's Palsy. Otol Neurotol. 2019；40（10）：e1018-23.

9) Kim YH, Lee DY, Lee DH, et al. Tympanic Membrane Perforation After Intratympanic Steroid Injection：A Systematic Review and Meta-analysis. Otolaryngol Head Neck Surg. 2022；166（2）：249-59.

CQ 1-4 Bell麻痺に抗ウイルス薬をステロイド全身投与に併用することは有効か？

推 奨	推奨の強さ	エビデンスの確実性
1）軽症～中等症の急性期Bell麻痺患者へ顔面神経麻痺治癒のため，通常量のステロイド全身投与に加え，抗ウイルス薬を投与することを弱く推奨する。 ［投票合意率：100.0%（15/15）］	弱い	⊕⊕⊖⊖
2）重症の急性期Bell麻痺患者へ顔面神経麻痺治癒のため，通常量のステロイド全身投与に加え，抗ウイルス薬を投与することを弱く推奨する。 ［投票合意率：100.0%（15/15）］	弱い	⊕⊕⊖⊖

1 背景

　Bell麻痺は長らく原因不明の顔面神経麻痺の総称であったが，1972年にMcCormickがHSVの関与を提唱し[1]，その後の分子生物学的研究でBell麻痺の多くにHSV-1が関与することが明らかになった[2-4]。幼児・小児期に感染し顔面神経膝神経節に潜伏感染したHSV-1が再活性化し，神経炎をきたすことが発症メカニズムである。またBell麻痺として発症した中に，VZV再活性化によるZSHがあり，予後不良のBell麻痺として扱われている可能性がある。

　1980年代に抗ヘルペスウイルス薬のアシクロビルが開発され，Bell麻痺の治療にも用いられるようになった。1996年以降，Bell麻痺に対する抗ウイルス薬とステロイドの併用，あるいは抗ウイルス薬単独とステロイド単独投与との無作為化対照試験（RCT）が多数行われたが，抗ウイルス薬とステロイドの併用が有効であった報告[5,6]と，効果はみられなかったとする報告[7,8]ともにみられる。またこれらの研究をもとにメタアナリシスも行われたが，こちらも併用が有用とする論文[9]と，有用でないとする論文[10]がある。

2 解説

　今回のSRでは，通常量ステロイド全身投与への抗ウイルス薬投与の上乗せ効果について検討した。組み込んだ論文は9つである[5-8,11-15]。抗ウイルス薬はアシクロビル[5,7,13,15]，バラシクロビル[6,8,11,14]，ファムシクロビル[12]がいずれも経口で使用された。使用量はアシクロビル2,000～4,000 mg/日×5～10日間（総量20,000～28,000 mg），バラシクロビル1,000～3,000 mg/日×5～7日間（総量5,000～21,000 mg），ファムシクロビル750 mg/日×7日間（総量5,250 mg）で，投与開始は発症から3日以内[5,7,8,13,14]，7日以内[6,11,12,15]であった。

　その結果，Hatoら[6]の多施設RCTでは柳原スコア20点以下の高度・完全麻痺例において，統計学的にステロイド・抗ウイルス薬併用群の治癒率は抗ウイルス薬未使用群に比べ高かった（95.7%対86.6%）が，柳原スコア22点以上の中等度麻痺群ではいずれも全例治癒し，差はみられなかった。Kawaguchi

ら[11]は治療と同時に血清HSVおよびVZVの抗IgG，IgM抗体および唾液のRT-PCRによるHSV-1およびVZVの検出を試みた結果，ステロイドとバラシクロビルとの併用療法とステロイド単独療法の治癒率について有意差はないものの，HSV-1の再活性化をみた患者の累積治癒率は，併用群が高い傾向が認められたとしている。Leeら[12]は唯一ファムシクロビルを用いた研究で，House-Brackmann grade ⅤまたはⅥの高度麻痺に対しRCTを行い，ステロイド＋ファムシクロビル併用療法はステロイド単独療法に比べ治癒となる可能性が2.6倍高いと述べている。Liら[13]はアシクロビル4,000 mg/日×7日と，VZV感染に準じた抗ウイルス薬治療を行い，併用群は84％の高い治癒率を示し，抗ウイルス薬併用は有用であるとした。しかしステロイド単独投与群の治癒率は38％と，Bell麻痺の自然治癒率70％と比較してもはるかに低い点が問題である。他方，EngströmらのRCT[8]もバラシクロビル3,000 mg/日×7日間投与と，VZVに準じた抗ウイルス薬治療を併用したが，有用性は認めなかったとしている。Sullivanら[7]アシクロビルを用いたが，同じくステロイド併用の有用性はみられなかったと述べている。

　今回，発症6カ月時点および12カ月時点での非治癒で評価した。発症6カ月での対象者数は1,523人，抗ウイルス薬併用群における非治癒の相対リスクはリスク比0.60（95％CI＝0.40-0.90）であった。発症12カ月では組み込まれる論文は2つ[7,8]と少なく対象患者は657人，抗ウイルス薬併用群における非治癒の相対リスクはリスク比1.16（95％CI＝0.93-1.44）と，6カ月時点と異なる結果であった。病的共同運動やワニの涙などの顔面神経麻痺の後遺症は2論文[5,8]での検討でリスク比0.56（95％CI＝0.36-0.87）であった。他方，副作用は消化器症状など軽度のものにとどまり，リスク比1.02（95％CI＝0.66-1.57）と抗ウイルス併用，非併用で差はみられなかった。

　以上から，ステロイド通常量に抗ウイルス薬を併用すると，ステロイド単独投与に比べ非治癒例ならびに後遺症を減らすことが可能と考えられ，併用は推奨される。ただし発症6カ月と12カ月での結果が異なること，発症12カ月のデータを有する論文や麻痺の後遺症，副作用に言及した論文の数が少なく，推奨度は「弱く推奨」とした。諸外国のガイドラインとして，米国耳鼻咽喉科・頭頸部外科学会（AAO-HNS）の診療ガイドラインでは，Bell麻痺新鮮例に対しては抗ウイルス薬単独の治療はすべきではないことを強く推奨し，麻痺発症後72時間以内にステロイドに加えて抗ウイルス薬を投与することを治療のオプションとしてもよいとしている[16]。また，カナダ耳鼻咽喉科・頭頸部外科学会とカナダ神経科学協会とが作成した診療ガイドラインでも，Bell麻痺に対し抗ウイルス薬単独の治療はすべきではないことを強く推奨，軽度～中等度の麻痺に対しては抗ウイルス薬をステロイド投与に加えることは行わないことを弱く推奨，重度麻痺に対して両者の併用を弱く推奨している[17]。なお，抗ウイルス薬は発症3日以内の投与開始が特に有効である[18]。

③ コストや資源，促進阻害要因

　抗ウイルス薬はステロイドに比べ高価である。またBell麻痺として治療を開始した患者の中にはVZVが関与するZSHが存在する。Bell麻痺患者に対し一律にVZVに準ずる高用量の抗ウイルス薬を投与すればZSHもカバーされるが，重篤な副作用が増加するおそれがある。発症直後から高度の麻痺を呈する例や強い耳痛を訴える例などVZVの関与が示唆される場合には，高用量の抗ウイルス薬を投与する意義があると考える[19]。なお，近年開発・発売されたアメナメビルは腎機能低下による投与量の調節は不要で高齢者にも使用しやすい特長がある。VZVのみならずHSVに対しても高い抗ウイルス活性

を有する[20]。

④ ワーキンググループ会議

　Cochrane Review に含まれた論文のうちいくつかはフォローアップ期間が短いなどのため，本ガイドラインのメタアナリシスには含めなかった。発症から12カ月フォローアップしたRCTが2編と少ないため，6カ月時点非治癒率と12カ月時点非治癒率の効果量に相違が生じた。より高いエビデンス，推奨度を得るため，今後はさらに長期間フォローアップするRCTを行うべきである。

●SR結果のまとめ（Summary of Findings表）

疾患/対象者：Bell麻痺患者
セッティング：制限なし
介入：ステロイド全身投与に加え抗ウイルス薬を併用
対照：ステロイド全身投与
試験デザイン：ランダム化比較試験

アウトカム （重要性，等級）	対象者数 （研究数）	相対効果 （95%信頼区間）	期待される絶対効果（95%信頼区間）			エビデンスの 確実性
			対照	介入	差	
発症6カ月後 非治癒（重大，8） ※軽症	1,523人 （9 studies）	RR 0.60 （0.40〜0.90）	1,000人中 44人[c]	1,000人中 26人	1,000人中 18人少ない （−26〜−4）	⊕⊕⊕⊖[f]
発症6カ月後 非治癒（重大，8） ※中等症〜重症	1,523人 （9 studies）	RR 0.60 （0.40〜0.90）	1,000人中 290人[c]	1,000人中 174人	1,000人中 116人少ない （−174〜−29）	⊕⊕⊕⊖[f]
発症12カ月後 非治癒（重大，8） ※軽症	657人 （2 studies）	RR 1.16 （0.93〜1.44）	1,000人中 44人[d]	1,000人中 51人	1,000人中 7人多い （−3〜+19）	⊕⊕⊖⊖[g]
発症12カ月後 非治癒（重大，8） ※中等症〜重症	657人 （2 studies）	RR 1.16 （0.93〜1.44）	1,000人中 290人[d]	1,000人中 336人	1,000人中 46人多い （−20〜+128）	⊕⊕⊖⊖[g]
後遺症[a] （重大，7）	469人 （2 studies）	RR 0.56 （0.36〜0.87）	1,000人中 227人[e]	1,000人中 127人	1,000人中 100人少ない （−145〜−30）	⊕⊕⊖⊖[h]
副作用[b] （重要，5）	757人 （4 studies）	RR 1.02 （0.66〜1.57）	1,000人中 103人[e]	1,000人中 105人	1,000人中 2人多い （−35〜+59）	⊕⊕⊖⊖[i]

[a] Motor synkinesis or crocodile tears を各論文より抽出。
[b] 副作用の定義は mild gastrointestinal complication (Hato 2008)，minor symptom (e.g. body pain, oral pain, dysphoria, slight loss of memory, and external otitis) (Engström 2008)，Minor symptom (e.g. dizziness, dyspepsia, nausea) (Sullivan 2007)。
[c] CQ1-2対照群の発症6カ月時点の非治癒率を使用。
[d] アウトカムは発症12カ月であるが，CQ1-2対照群の発症6カ月時点の非治癒率を使用。
[e] 組入論文の後遺症発現率の中央値。
[f] 不精確およびrisk of biasがhighとlowの論文で効果量がやや異なりグレードダウンした。
[g] 不精確さ，組入みれられた論文のうち2報のみの報告でありグレードダウンした。
[h] 不精確さ，組入みれられた論文のうち2報のみの報告でありグレードダウンした。
[i] 不精確さ，組入みれられた論文のうち3報のみの報告でありグレードダウンした。

参考文献

1) McCormick DP. Herpes-simplex virus as a cause of Bell's palsy. Lancet. 1972；1(7757)：937-9.

2) Murakami S, Mizobuchi M, Nakashiro Y, et al. Bell palsy and herpes simplex virus：identification of viral DNA in endoneurial fluid and muscle. Ann Intern Med. 1996；124(1 Pt 1)：27-30.

3) Furuta Y, Fukuda S, Chida E, et al. Reactivation of herpes simplex virus type 1 in patients with Bell's palsy. J Med Virol. 1998；54：162-6.

4) Abiko Y, Ikeda M, Hondo R. Secretion and dynamics of herpes simplex virus in tears and saliva of patients with Bell's palsy. Otol Neurotol. 2002；23：779-83.

5) Adour KK, Ruboyianes JM, Von Doersten PG, et al. Bell's palsy treatment with acyclovir and prednisone compared with prednisone alone：a double-blind, randomized, controlled trial. Ann Otol Rhinol Laryngol. 1996；105(5)：371-8.

6) Hato N, Yamada H, Kohno H, et al. Valacyclovir and prednisolone treatment for Bell's palsy：a multicenter, randomized, placebo-controlled study. Otol Neurotol. 2007；28(3)：408-13.

7) Sullivan FM, Swan IR, Donnan PT, et al. Early treatment with prednisolone or acyclovir in Bell's palsy. N Engl J Med. 2007；357(16)：1598-607.

8) Engström M, Berg T, Stjernquist-Desatnik A, et al. Prednisolone and valaciclovir in Bell's palsy：a randomised, double-blind, placebo-controlled, multicentre trial. Lancet Neurol. 2008；7(11)：993-1000.

9) de Almeida JR, Al Khabori M, Guyatt GH, et al. Combined corticosteroid and antiviral treatment for Bell palsy：a systematic review and meta-analysis. JAMA. 2009；302(9)：985-93.

10) Quant EC, Jeste SS, Muni RH, et al. The benefits of steroids versus steroids plus antivirals for treatment of Bell's palsy：a meta-analysis. BMJ. 2009；339：b3354.

11) Kawaguchi K, Inamura H, Abe Y, et al. Reactivation of herpes simplex virus type 1 and varicella-zoster virus and therapeutic effects of combination therapy with prednisolone and valacyclovir in patients with Bell's palsy. Laryngoscope. 2007；117(1)：147-56.

12) Lee HY, Byun JY, Park MS, et al. Steroid-antiviral treatment improves the recovery rate in patients with severe Bell's palsy. Am J Med. 2013；126(4)：336-41.

13) Li Y, Gao P, Mao X, et al. Randomized clinical trial of acyclovir plus prednisone versus prednisone alone in Bell's palsy. Ceylon Journal of Medical Science. 1997；40(2)：37-41.

14) VázquezMC, SánchezN, CalvoJ, et al. Efficacy of antiviral in Bell's palsy [Eficacia de los antivirales en la parálisis de Bell]. Revista Medica del Uruguay. 2008；24(3)：167-74.

15) Yeo SG, Lee YC, Park DC, et al. Acyclovir plus steroid vs steroid alone in the treatment of Bell's palsy. Am J Otolaryngol. 2008；29(3)：163-6.

16) Baugh RF, Basura GJ, Ishii LE, et al. Clinical practice guideline：Bell's Palsy executive summary. Otolaryngol Head Neck Surg. 2013；149(5)：656-63.

17) de Almeida JR, Guyatt GH, Sud S, et al. Management of Bell palsy：clinical practice guideline. CMAJ. 2014；186(12)：917-22.

18) Hato N, Matsumoto S, Kisaki H, et al. Efficacy of early treatment of Bell's palsy with oral acyclovir and prednisolone. Otol Neurotol. 2003；24(6)：948-51.

19) Hato N, Murakami S, Gyo K. Steroid and antiviral treatment for Bell's palsy. Lancet. 2008；371(9627)：1818-20.

20) 前田裕美，仲村英樹，菊川義宜．抗ヘルペスウイルス薬　アメナメビル錠200 mg（アメナリーフ®錠200 mg）の薬理学的特性と臨床効果．日薬理誌．2019；153(1)：35-43.

III

CQ 1-5	Bell 麻痺に顔面神経減荷術は有効か？

推 奨	推奨の強さ	エビデンスの確実性
重症の急性期 Bell 麻痺患者へ顔面神経麻痺治癒のため，顔面神経減荷術を行うことを弱く推奨する。 [投票合意率：100.0%（14/14）]	弱い	⊕⊖⊖⊖

1 背景

　Bell 麻痺の約6割が，顔面神経膝神経節における HSV-1 の再活性化による神経炎が原因である。ウイルス性神経炎によって骨性の狭い顔面神経管内で神経の浮腫が生じ，それにより神経管内圧が上昇した結果，神経は自己絞扼し麻痺が生じる。また，神経に虚血が生じるとそれがまた浮腫を増悪させる悪循環に陥る。

　顔面神経麻痺の治療はウイルス性神経炎の消炎とウイルス再活性化の阻止を目的に，ステロイドや抗ウイルス薬が投与される。しかし高度の虚血状態にある神経には薬剤が到達しづらく，したがって治癒機転が働かず神経再生が遅延する。顔面神経減荷術は顔面神経管の骨壁を一部除去し，管内圧を下げることで浮腫を軽減し消炎・神経再生を促進することを目指す。

　顔面神経減荷術の術式には経乳突法，経中頭蓋窩法あるいは両者の併用があるが，Bell 麻痺に対して本邦では経乳突法で迷路部から膝部〜鼓室部〜第2膝部〜乳突部を開放するのが一般的であり，保険収載もされている。

2 解説

　Bell 麻痺に対する顔面神経減荷術は1932年に Ballance と Duel[1] によって初めて報告された。彼らは茎乳突孔周囲に限局して顔面神経管を開放した。その後，1956年に Lewis[2] が経乳突法で膝部から茎乳突孔にかけて減荷する術式を紹介した。1966年，Pulec[3] は経中頭蓋窩法と経乳突法の併用による全減荷術を報告，さらに1972年には Fisch[4] らが顔面神経内耳道部と迷路部の境界である meatal foramen 開放の重要性を述べ，欧米では経中頭蓋窩法と経乳突法の併用が主流となった[5]。減荷術の効果について，Fisch[6] は21病日までの間に神経の90〜94％が変性した時点で，24時間以内に手術をすれば有用とした。また Gantz ら[5] は膝部より内側までの減荷が大きく有用で，完全麻痺後2週以内の手術を提唱している。他方，Yanagihara ら[7] は Bell 麻痺に対する経乳突法による減荷術を行い，95％を超える神経変性例では発症60日以内に迷路部まで開放する減荷術群は，未施行群と比較して回復した例が多かったと，その有用性を述べた。以降本邦では顔面神経減荷術といえば経乳突法を指し，保険収載もされている。Inagaki ら[8] も95％を超える神経変性例では発症18日以内に経乳突的減荷術を受けた群は，未施行例に比べ治癒率が有意に高かったと報告している。

　顔面神経減荷術の適応は，麻痺の程度では柳原法10点以下の完全麻痺（House-Brackmann 法で grade ⅤまたはⅥ）で，電気生理学的に高度な神経変性（ENoG 値が10％以下，NET で患側スケールアウト）が示唆される例である。手術時期は早期であるほど望ましいが，電気生理学的検査による予後判定には発症後7〜10日を要するため発症後2週〜1カ月で行われるのが実情である。これについて Yanagihara ら[7] は前述のように Bell 麻痺に対する経乳突法による減荷術は，発症後2カ月以内に行えば

ある程度の効果があると述べている。また，Liら[9]のRCTでは重度Bell麻痺例において発症2カ月以降の減荷術は患者にとって利益はないであろうとしている。欧米では完全麻痺発症後2週以内の早期手術が推奨されている[5]。

　今回のSRには6本の論文[6,7,9-12]を組み入れた。1つがRCT[9]で，残り5つはいずれも観察研究[6,7,10-12]である。いずれも減荷術群と非手術群との比較である。経乳突法，経中頭蓋窩法の術式ならびに減荷範囲は今回の検討では問わなかった。対象はBell麻痺の高度麻痺例269例（House-Brackmann grade Ⅳ〜Ⅵ，柳原法10点以下）で平均年齢41.4〜50.0歳（記載のあるもの），電気生理学的検査結果はENoG値5％未満が1本[9]，10％以下が3本[6,10,11]，5％未満またはNET 10 mAで無反応が1本[7]，NED 3.5 mA以上が1本[12]であった。また手術時期は，発症後6〜120日（記載のあるもの）であった。

　メタアナリシスの結果，顔面神経減荷術施行群の非施行群に対する非治癒率の相対リスク比は0.63（95％CI＝0.35-1.14）であり，統計学的有意差は認めなかったが，Bell麻痺に対する減荷術の有用性が示唆された。他方，有害事象としては聴力に関するものが多く，感音難聴，耳鳴，一過性の伝音難聴などがみられたが，出現率は論文によってばらつきがみられた。以上の結果および組み入れた論文の質も加味し，「重症の急性期Bell麻痺に対し，麻痺治癒のため顔面神経減荷術を行うことを弱く推奨する」とした。

　Bell麻痺に対する顔面神経減荷術の他のレビューをみると，2001年の米国神経科学会のEvidence-based review[13]では4本の文献[5,6,11,14]を採用しそれぞれを分析している。良好な回復への相対的リスク比は0.87[11]，1.21[14]，2.19[5]，3.30[6]，95％CIは0.24-3.07[11]，0.97-1.5[14]，1.47-3.27[5]，0.82-12.90[6]であり，有用性を見いだせたものもあった。しかし，全て前向き研究であるが非盲検であること，Brownの1982年の報告[14]では術後15％が聾となるなど重大な合併症がみられたことなどから，エビデンスに基づいた推奨はできないとしている。また，2021年のCochrane Review[15]では発症12カ月の治癒率に対する減荷術の有用性をみるため，2つの非盲検・RCT研究[9,16]が組み込まれたが，早期手術と晩期手術，早期手術と手術なしとの差は得られず，2013年のレビューと同様に減荷術のエビデンスは低く，有用か有害かを判断するには不十分としている。諸外国のBell麻痺診療ガイドラインをみると，米国耳鼻咽喉科・頭頸部外科学会（AAO-HNS）のガイドラインでは，「Bell麻痺に対する減荷術は標準治療としては推奨できない。減荷術を指示する強いデータはないが，適応基準を満たし外科治療を希望する一部の患者には大きな利益があるかもしれない。エビデンスが減荷術を推奨するか，しないかについてはグループ内でも意見が分かれた」としている[17]。カナダ耳鼻咽喉科・頭頸部外科学会ならびに神経科学協会によるガイドライン[18]でも減荷術の論文の質の低さ，難聴や顔面神経へのさらなる傷害，髄液漏などの危険性があることなどから，標準治療としては行わないことを弱く推奨している。

③ コストや資源，促進阻害要因

　顔面神経減荷術は保険収載されている［K159 顔面神経減圧手術（乳様突起経由）またはK159-2 顔面神経管開放術］。減荷術は側頭骨内に埋没した顔面神経を新たに傷害せぬよう露出させ，また内耳障害や髄液漏などの合併症を来さぬよう細心の注意と高度な技術を要する手術である。したがって，耳科手術に精通した耳鼻咽喉科医師が執刀する施設で行わなければならない。また本邦では標準ではないが，meatal foramenまで開放するには開頭を要し，脳外科医との密な連携が図れる施設に限られる。

④ ワーキンググループ会議

　一般的に手術等の侵襲性の高い治療は，患者が治療選択のできないRCTの実施が困難な場合が多い。顔面神経減荷術についても同様でRCTは限られ，エビデンス総体の質はVery lowであった。今後も良質な観察研究により手術治療の有用性に関する検討を行うことが期待される。

● SR結果のまとめ（Summary of Findings表）

疾患/対象者：Bell麻痺
セッティング：制限なし
介入：顔面神経減荷術
対照：手術なし
試験デザイン：ランダム化比較試験および観察研究

アウトカム （重要性，等級）	対象者数 （研究数）	相対効果 （95％信頼区間）	期待される絶対効果（95％信頼区間）			エビデンスの 確実性
			対照	介入	差	
非治癒 （重大，8） （観察期間：6〜12カ月）	269人 （6 studies）	RR 0.63 （0.35〜1.14）	1,000人中336人[b]	1,000人中212人	1,000人中124人少ない（−218〜＋47）	⊕⊖⊖⊖[c]
副作用[a] （重要，5）	感音難聴15.4％，耳鳴11.5％（Li 2016） 術後聴力9.8 dB上昇（Kim 2016） 一過性の伝音難聴のみ（Yanagihara 2001） 27例中1例で8,000 Hz 40 dB上昇（Fisch 1981）					⊕⊖⊖⊖[c]

[a] 副作用の定義は各論文異なるため報告のあった論文について記載した。
[b] 組入論文の対照群の非治癒率中央値を使用。
[c] 論文の質の低さ，不精確さよりグレードダウンした。

参考文献

1) Ballance C, Duel AB. The operative treatment of facial palsy：By the introduction of nerve grafts into the fallopian canal and by other intratemporal methods. Arch Otolaryngol. 1932；15：1-70.
2) Lewis ML Jr. A variation in technique of facial nerve decompression. Laryngoscope. 1956；66(11)：1451-63.
3) Pulec JL. Total decompression of the facial nerve. Laryngoscope. 1966；76(6)：1015-28.
4) Fisch U, Esslen E. Total intratemporal exposure of the facial nerve. Pathologic findings in Bell's palsy. Arch Otolaryngol. 1972；95(4)：335-41.
5) Gantz BJ, Rubinstein JT, Gidley P, et al. Surgical management of Bell's palsy. Laryngoscope. 1999；109(8)：1177-88.
6) Fisch U. Surgery for Bell's palsy. Arch Otolaryngol. 1981；107(1)：1-11.
7) Yanagihara N, Hato N, Murakami S, et al. Transmastoid decompression as a treatment of Bell palsy. Otolaryngol Head Neck Surg. 2001；124(3)：282-6.
8) Inagaki A, Takahashi M, Murakami S. Facial and hearing outcomes in transmastoid nerve decompression for Bell's palsy, with preservation of the ossicular chain. Clin Otolaryngol. 2021；46(2)：325-31.
9) Li Y, Sheng Y, Feng GD, et al. Delayed surgical management is not effective for severe Bell's palsy after two months of onset. Int J Neurosci. 2016；126(11)：989-95.
10) Kim SH, Jung J, Lee JH, et al. Delayed facial nerve decompression for Bell's palsy. Eur Arch Otorhinolaryngol. 2016；273(7)：1755-60.
11) May M, Klein SR, Taylor FH. Idiopathic (Bell's) facial palsy：natural history defies steroid or surgical treatment. Laryngoscope. 1985；95(4)：406-9.
12) McNeill R. Facial nerve decompression. J Laryngol Otol. 1974；88(5)：445-55.
13) Grogan PM, Gronseth GS. Practice parameter：Steroids, acyclovir, and surgery for Bell's palsy (an evidence-based review)：report of the Quality Standards Subcommittee of the American Academy of Neurology. Neurology.

2001 : 10 : 56 (7) : 830-6.

14) Brown JS. Bell's palsy : a 5 year review of 174 consecutive cases : an attempted double blind study. Laryngoscope. 1982 : 92 (12) : 1369-73.

15) Menchetti I, McAllister K, Walker D, et al. Surgical interventions for the early management of Bell's palsy. Cochrane Database Syst Rev. 2021 : 1 (1) : CD007468.

16) Mechelse K, Goor G, Huizing EH, et al. Bell's palsy : prognostic criteria and evaluation of surgical decompression. Lancet. 1971 : 2 (7715) : 57-9.

17) Baugh RF, Basura GJ, Ishii LE, et al. Clinical practice guideline : Bell's Palsy executive summary. Otolaryngol Head Neck Surg. 2013 : 149 (5) : 656-63.

18) de Almeida JR, Guyatt GH, Sud S, et al. Management of Bell palsy : clinical practice guideline. CMAJ. 2014 : 186 (12) : 917-22.

Ⅲ

2　Hunt症候群

1　疾患概念・疫学

　Ramsay Hunt症候群（以下Hunt症候群）は水痘帯状疱疹ウイルス（varicella-zoster virus：VZV）の再活性化により発症し，耳介・口腔咽頭の帯状疱疹，末梢性顔面神経麻痺，難聴・耳鳴・めまい等の第Ⅷ脳神経症状を3主徴とする。典型的な皮膚または粘膜疹と神経症状があれば診断は容易であるが，3主徴が同時にそろわない症例もよくみられ，また帯状疱疹が外耳道の発赤など外耳炎様症状を呈する非典型例もあり，慎重な診断を要する。

　Hunt症候群は末梢性顔面神経麻痺の10〜15％を占め，Bell麻痺に次いで多いが，Bell麻痺のウイルス学的診断は困難であり，原因が特定できる疾患としては最も多いことになる。Hunt症候群の年間の罹患率は人口10万人あたり3〜5人程度[1,2]とされている。

【参考文献】
1）Murakami S, Hato N, Horiuchi J, et al. Treatment of Ramsay Hunt syndrome with acyclovir-prednisone：significance of early diagnosis and treatment. Ann Neurol. 1997；41：353-7.
2）寺岡正人，羽藤直人，山田啓之，他．愛媛県におけるHunt症候群の疫学的検討．Facial N Res Jpn. 2019；39：55-6.

2　病因・病態

　初感染の水痘に罹患後，VZVは知覚神経節に潜伏感染する。免疫抑制（抗癌剤，ステロイド剤等の投与中など），紫外線暴露，外傷などが契機となりVZVは再活性化し，帯状疱疹を惹起する。顔面神経膝神経節には，外耳道・耳介に分布する知覚線維，鼓索神経・大錐体神経に含まれる味覚線維の神経細胞が存在する。Hunt症候群においては膝神経節に潜伏感染しているVZVが再活性化することにより，外耳道・耳介の疱疹または口腔咽頭の粘膜疹を形成するとともに，側頭骨内顔面神経の炎症が生じ，顔面神経管内で神経が絞扼されることにより顔面神経麻痺が発症すると考えられている[1,2]。また稀ではあるが顔面，頸部に疱疹が認められる症例もあり，三叉神経節・頸神経節が再活性化の部位とみなされる。第Ⅷ脳神経症状はVZV再活性化による炎症が隣接した脳神経に波及し，多発脳神経炎の病態を呈することによると推定されているが，VZVはヒト前庭神経節・らせん神経節にも潜伏感染するので[3]，これらの神経節からの再活性化も第Ⅷ脳神経症状を引き起こす可能性がある[4]。Hunt症候群において帯状疱疹と顔面神経麻痺，第Ⅷ脳神経症状は必ずしも同時に発症するのではなく，疱疹が神経症状に先行する例，神経症状が疱疹出現に先行する例など，様々なタイミングで症状が生じる。

【参考文献】
1）Hunt JR. On herpetic inflammations of the geniculate ganglion；a new syndrome and its complication. J Nerv Ment Dis. 1907；34：73-96.
2）Furuta Y, Takasu T, Sato KC, et al. Detection of varicella-zoster virus DNA in human geniculate ganglia by polymerase chain reaction. J Infect Dis. 1992；166：1157-9.
3）Furuta Y, Takasu T, Suzuki S, et al. Detection of latent varicella-zoster virus infection in human vestibular and spiral ganglia. J Med Virol. 1997；51：214-6.

4) Kuhweide R, Van de Steene V, Vlaminck S, et al. Ramsay Hunt syndrome：pathophysiology of cochleovestibular symptoms. J Laryngol Otol. 2002：116：844-8.

3 　診断基準・重症度分類

「特発性顔面神経麻痺に関する疫学・臨床的研究」（昭和59～61年）の研究班による診断基準によると[1]，

典型	帯状疱疹，顔面神経麻痺，第Ⅷ脳神経症状がそろった例
不全型1	帯状疱疹，顔面神経麻痺のみを認める例
不全型2	顔面神経麻痺のみ，または顔面神経麻痺と第Ⅷ脳神経症状を呈する例（zoster sine herpete）

に分類される。

　一般に，典型と不全型1が同程度認められ，典型的な皮疹や粘膜疹があれば診断できる。外耳道の発赤など外耳炎様症状を呈する非典型例，不全型2においては診断を確定するため，VZV再活性化をウイルス学的に診断する必要がある（p.26：「Ⅱ-2-2) 8 ウイルス学的検査」参照）。不全型2は明らかな第Ⅷ脳神経症状を欠く場合，臨床的にはBell麻痺と診断されていることが多い。

　顔面神経麻痺の重症度に関してはBell麻痺と同様に評価する。

【参考文献】

1) 小池吉郎，市毛明彦，青柳優，他．発生状況に関する全国統計の分析「特発性顔面神経麻痺に関する疫学・臨床的研究」研究成果報告書．1987：4-9.

4 　治療のClinical Question

Hunt症候群治療のフローチャート

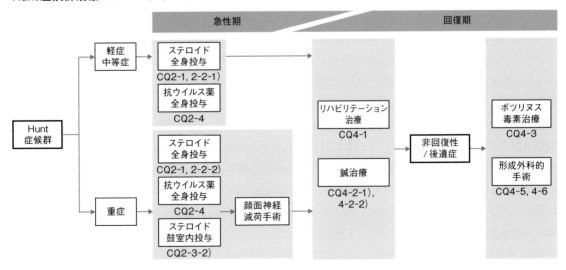

CQ 2-1	Hunt症候群に通常量のステロイド全身投与は有効か？		
推奨		**推奨の強さ**	**エビデンスの確実性**
全重症度（軽症～重症）の急性期Hunt症候群患者へ顔面神経麻痺治癒のため，ステロイド全身投与を行うことを弱く推奨する。 ［投票合意率：100.0%（14/14）］		弱い	⊕⊖⊖⊖

1 背景

　Hunt症候群においては，Bell麻痺と比較して麻痺の程度が重症であることが多く，治癒率も不良である。無治療の場合の自然治癒率は29%であったと報告されている[1]。そのため，できるだけ早期に水痘帯状疱疹ウイルス（varicella-zoster virus：VZV）の増殖を抑制し，また神経炎による側頭骨内顔面神経管内での浮腫・絞扼を抑えることを目的として，抗ウイルス薬とステロイドの併用療法が一般的に行われている。しかし，抗ウイルス薬の投与方法や種類，投与量，ステロイド投与量について充分なエビデンスはない。

2 解説

　SRの結果，各データベースから合計461件の論文が組入候補とされた。Hunt症候群に対するステロイドはほとんどの関連文献において全患者に投与されており，ステロイドおよび抗ウイルス薬の有用性に関する無作為化比較試験（randomized controlled trial：RCT）は行われていなかった。Hunt症候群に対するステロイド投与の有無を比較した論文は1編[2]を除いて認めなかった。この研究は，Hunt症候群101例（年齢11歳以上）の後ろ向き観察研究であり，ステロイドは通常量（prednisolone：PSL 1 mg/kg内服 発症14日目まで，その後漸減）により治療が行われている。抗ウイルス薬はアシクロビル（acyclovir：ACV）またはファムシクロビル（famciclovir：FCV）内服で治療が行われた。発症5日未満に治療を開始したステロイド全身投与群27例（抗ウイルス薬併用22例を含む）と，対照群として無治療15例と抗ウイルス薬のみ投与された7例を合わせた22例を比較した。その結果，ステロイド全身投与群において対照群に比べ発症1年後のH-B gradeが0.61点（95%CI＝0.03-1.19, p＝0.04）改善していた。しかし，ステロイド単剤で治療した19例と無治療の15例では差が認められなかった。この研究は小規模の後ろ向き観察研究であり，また各治療群の背景が揃っておらず，エビデンスの強さは非常に低いという判断となった。

　適格基準を満たさないため除外されたMurakamiら[3]の後ろ向き観察研究においては，発症後の治療開始日による治癒率の差を調査している。対象は抗ウイルス薬（ACV内服または点滴静注）とステロイド通常量（PSL 1 mg/kg/日からの漸減）による併用療法が施行されたHunt症候群80例である。麻痺発症3日以内に治療を始めた群では完全治癒率（H-B grade Ⅰに改善）が75%であったが，発症4～7日目に治療を開始した群では48%，発症7日以降では30%と有意に低くなり，上記の研究[2]と異なり発症早期における併用療法が有用であることを報告している。

　Hunt症候群に対する諸外国のガイドラインは検索したところ見当たらなかった。Cochrane Review[4]においては，Hunt症候群において抗ウイルス薬にステロイドを上乗せすることの有用性を調査したRCTは1件もなく，RCTを行うことがまず推奨されている段階である。

③ コストや資源，促進阻害要因

　Hunt症候群におけるステロイド投与は保険診療として認められている。ステロイド剤自体は安価である。一方，糖尿病患者に対する投与，B型肝炎ウイルスの再活性に留意が必要である。詳細は「**CQ1-1**」（p.67）を参照のこと。

④ ワーキンググループ会議

　適格基準を満たした研究は小規模の観察研究であり，エビデンスの強さは非常に低いという判断となった。しかし，Bell麻痺に対するステロイドの有効性と，上記の治療成績を考慮し，全重症度（軽症～重症）の急性期Hunt症候群患者に対し，ステロイドを発症早期より開始することを弱く推奨することが合意率100％で採択された。

●SR結果のまとめ（Summary of Findings表）

疾患/対象者：Hunt症候群患者
セッティング：制限なし
介入：ステロイド全身投与［ただし大量療法（初回投与量プレドニゾロン換算120～200 mg/day）は除く］
対照：ステロイド投与なし
試験デザイン：観察研究

アウトカム （重要性，等級）	対象者数 （研究数）	相対効果 （95％信頼区間）	期待される絶対効果（95％信頼区間）			エビデンスの 確実性
			対照	介入	差	
発症1年後 HBスコア	49人 （1 study）	ステロイド全身投与群において対照群に比べ HBスコア0.61点（95％CI＝0.03-1.19, p＝0.04）改善 （参考：対照群で発症時平均HB5.2，1年後平均HB2.8）				⊕⊖⊖⊖[b]
副作用[a] （重要，5）	695人 （3 studies）	RR 0.98 （0.67～1.44）	1,000人中 124人	1,000人中 122人	1,000人中 2人少ない （－41～＋55）	⊕⊕⊕⊖[c]

House-Brackmann：HB
[a] データが報告されていないため，CQ1-1の副作用データを使用。
[b] 不精確さ，論文の質の低さからグレードダウンした。
[c] 不精確さのためグレードダウンした。

【参考文献】

1) Devriese PP, Moesker WH. The natural history of facial paralysis in herpes zoster. Clin Otolaryngol Allied Sci. 1988；13：289-98.
2) Coulson S, Croxson GR, Adams R, et al. Prognostic factors in herpes zoster oticus（Ramsay hunt syndrome）. Otol Neurotol. 2011；32：1025-30.
3) Murakami S, Hato N, Horiuchi J, et al. Treatment of Ramsay Hunt syndrome with acyclovir-prednisone：significance of early diagnosis and treatment. Ann Neurol. 1997；41：353-7.
4) Uscategui T, Doree C, Chamberlain IJ, et al. Corticosteroids as adjuvant to antiviral treatment in Ramsay Hunt syndrome（herpes zoster oticus with facial palsy）in adults. Cochrane Database Syst Rev. 2008；(3)：CD006852.

CQ 2-2	Hunt症候群に高用量のステロイド全身投与は有効か？		
推 奨		推奨の強さ	エビデンスの確実性
1）軽症〜中等症の急性期Hunt症候群患者へ顔面神経麻痺治癒のため，高用量のステロイド全身投与を行わないことを弱く推奨する。 ［投票合意率：100.0％（14/14）］		弱い	⊕⊖⊖⊖
2）重症の急性期Hunt症候群患者へ顔面神経麻痺治癒のため，高用量のステロイド全身投与を弱く推奨する。 ［投票合意率：100.0％（14/14）］		弱い	⊕⊖⊖⊖

1 背景

　Hunt症候群においては早期に併用療法を開始しても，高度神経障害が生じ，病的共同運動などの後遺症を呈する例が少なからず認められる。Murakamiら[1]はACV（内服または点滴静注）とステロイド通常量（PSL 1 mg/kg/日からの漸減）の併用療法を施行し，発症3日以内に治療を開始できた完全麻痺症例の治癒率は66％であったと報告している。また，稲村ら[2]は発症2週以内のHunt症候群完全麻痺例49例を対象として，ACV 750 mg/日の点滴に加えて，神経障害の軽減を目的にステロイド大量療法（PSL 200 mg点滴から漸減）を行ったが，その治癒率は61％に留まったと報告している。このように，Bell麻痺と比較し重症Hunt症候群の治癒率は極めて低い。

2 解説

　Hunt症候群に対する高用量のステロイド全身投与の有効性については，ステロイド通常量と同様に無作為化比較試験が行われておらず充分なエビデンスはない。特に，軽症〜中等症の急性期Hunt症候群患者への高用量ステロイド療法は，1編[3]の観察研究のみであった。高用量ステロイド療法の初期投与量はプレドニゾロン換算で120〜200 mg，比較した通常量療法は40〜60 mgである。鈴木ら[3]の後ろ向き観察研究において，重症例を除く176例について解析したところ，高用量ステロイドと通常量での治癒率（6カ月以内に治癒）は前者32例で91％，後者144例で94％，非治癒のオッズ比1.69（95％CI＝0.47-6.01）で高用量療法の有効性は認められなかった。また入院治療が必要となることや，その副作用を考慮すると，行わないことを弱く推奨する。

　重症の急性期Hunt症候群患者に対する高用量ステロイド療法のSRの結果，重症の急性期Hunt症候群患者に対するステロイド高用量と通常量での治癒率を比較した研究は，後ろ向き観察研究3編[3-5]のみであった。鈴木ら[3]は重症麻痺例111例について，54例の高用量投与例の治癒率（6カ月以内に治癒）は63％，57例の通常量投与例の治癒率は56％であったと報告している。齋藤[4]は重症麻痺例について，11例が高用量，9例が通常量で治療がなされ，高用量で8例73％が治癒（日本顔面神経学会基準）したのに対し，通常量では2例の22％のみであった。安村ら[5]は重症麻痺例について，9例が高用量，2例が通常量で治療がなされ，高用量で6例67％が治癒（日本顔面神経学会基準）したのに対し，通常量では1例50％のみであった。3編を合わせた解析の結果，高用量ステロイド療法の通常量療法に対する非治癒のオッズ比は0.68（95％CI＝0.41-1.14）であり，高用量療法の有効性は確認できなかった。ただし，

いずれも観察研究であり，症例数が少なく，また論文のエビデンスの質が低い。

重症のBell麻痺患者に対する高用量ステロイド療法が，症例集積研究の結果からは弱く推奨される（p.71：「CQ1-2」）ため，同様の機序で生じるHunt症候群に対しても弱く推奨する。ただし，高用量ステロイド療法に伴う肝機能，腎機能障害，胃潰瘍，糖尿病の悪化，ステロイド精神病の発症などの副作用の出現に留意しなければならない。

重症Hunt症候群例に対し，抗ウイルス薬の倍量投与が検討されている。Hunt症候群の障害部位とみなされる顔面神経膝神経節は脳脊髄液腔とつながっている。抗ウイルス薬の脳脊髄液濃度は血漿濃度の約50%であり，髄膜炎では倍量投与が推奨されている。すなわち，膝神経節におけるウイルス増殖を抑制するためには，倍量投与がより有効と考えられる。濱田ら[6]は麻痺発症7日以内のHunt症候群完全麻痺例に対してヒドロコルチゾン1,000 mgとACV 1,500 mgを併用する高用量点滴療法を行った。27例において，脱落例3例を除く治癒率は79%と良好な成績をおさめたことを報告している。ステロイド高用量療法で懸念された精神神経症状や胃潰瘍，肝機能障害は認められず，低カリウム血症が9例（33.3%）で認められたがカリウム製剤の内服治療でコントロールされた。今後，追加報告が期待される治療方法と考えられる。

③ コストや資源，促進阻害要因

Hunt症候群に対するステロイド投与は保険診療として認められている。使用するステロイドは安価である。一方，高用量ステロイドを使用する場合，便秘，吃逆，不眠，気分障害や精神症状，胃潰瘍，糖尿病の増悪，大腿骨頭壊死，感染の増悪など，副作用リスクが増大することに注意する。詳細は「CQ1-2」（p.71）を参照のこと。

④ ワーキンググループ会議

SRにおいてはBell麻痺とHunt症候群を組み分けられず，またHunt症候群を含んだ論文も大半（7割以上）はBell麻痺であり，Hunt症候群に関しては，データがほとんど認められなかった。重症のBell麻痺患者に対する高用量ステロイド療法が症例集積研究の結果からは弱く推奨される（p.71：「CQ1-2」）ため，同様の機序で生じるHunt症候群に対しても弱く推奨することが合意率100%で採択されたが，さらに検証すべきと考えられた。

●SR結果のまとめ（Summary of Findings表）

疾患/対象者：Hunt症候群患者
セッティング：制限なし
介入：ステロイド全身投与（大量療法：初回投与量プレドニゾロン換算120〜200 mg/day）
対照：ステロイド全身投与（通常量：初回投与量プレドニゾロン換算40〜60 mg/day）
試験デザイン：観察研究

アウトカム（重要性，等級）	対象者数（研究数）	相対効果（95%信頼区間）	期待される絶対効果（95%信頼区間）			エビデンスの確実性
			対照	介入	差	
発症6カ月後非治癒（重大，8）※軽症〜中等症[a]	176人（1 study）	OR1.69（0.47〜6.01）	1,000人中56人[c]	1,000人中89人	1,000人中33人多い（−31〜+263）	⊕⊖⊖⊖[e]
発症6カ月後非治癒（重大，8）※重症例[a]	142人（3 studies）	OR 0.68（0.41〜1.14）	1,000人中500人[d]	1,000人中340人	1,000人中160人少ない（−295〜+70）	⊕⊖⊖⊖[e]
非重篤な副作用[b]（重要，4）	194人（1 study）	OR 1.56（0.58〜4.02）	1,000人中237人	1,000人中370人	1,000人中133人多い（−100〜+716）	⊕⊖⊖⊖[e]

[a] 個々の論文が用いた重症度区分による（重症基準の例：House-Brackmann Ⅴ〜Ⅵ, 柳原法0〜8点）
[b] Fujiwara 2018のうち副作用を検討した患者194名を対象，副作用の定義は眠剤・便秘約・吃逆に対する投薬。
[c] CQ2-4における介入群の中央値を使用した。
[d] CQ2-4において，重症例での比較を検討したNakazato 2003の結果を使用した。
[e] 不精確さ，論文の質の低さ，非直接性からグレードダウンした。

【参考文献】
1) Murakami S, Hato N, Horiuchi J, et al：Treatment of Ramsay Hunt syndrome with acyclovir-prednisone：significance of early diagnosis and treatment. Ann Neurol. 1997；41：353-7.
2) 稲村博雄，高橋伸明，多田雄一郎，他：ベル麻痺及びハント症候群に対するアシクロビル（Acyclovir）併用ステロイド大量療法の治療効果．Facial N Res Jpn. 2001；21：30-2.
3) 鈴木翼，鈴木健二，大畑光彦，他：末梢性顔面神経麻痺の予後予測と治療法に関する検討．麻酔．2012；61：299-306.
4) 齊藤雄，伊藤博之，岡吉洋平，他．Bell麻痺77例とHunt症候群32例の検討．耳鼻臨床．2016；109：689-95.
5) 安村佐都紀，麻生伸，坪田雅仁，他．顔面神経麻痺に対するステロイド大量投与法導入後の顔面神経減荷術の検討．Facial N Res Jpn. 2002；22：105-7.
6) 濱田昌史，飯田政弘．Hunt症候群高度麻痺例に対するステロイド・抗ウイルス剤の高用量併用療法―保存的治療の限界に挑む―. Facial N Res Jpn. 2013；33：19-21.

		推奨の強さ	エビデンスの確実性
CQ 2-3	**Hunt症候群にステロイド鼓室内投与は有効か？**		
推奨			
1）軽症～中等症の急性期Hunt症候群患者へ顔面神経麻痺治癒のため，通常量のステロイド全身投与に加え，ステロイド鼓室内投与を行うことは現時点では介入の是非を判断するエビデンスが不十分である。 ［投票合意率：100.0％（14/14）］		N/A	N/A
2）重症の急性期Hunt症候群患者へ顔面神経麻痺治癒のため，通常量のステロイド全身投与に加え，ステロイド鼓室内投与を行うことを弱く推奨する。 ［投票合意率：92.9％（13/14）］		弱い	$\oplus\ominus\ominus\ominus$

Ⅲ

1 背景

　突発性難聴，Bell麻痺症例において，ステロイド鼓室内注入療法が試みられている。Bell麻痺・Hunt症候群患者においては側頭骨顔面神経管において，神経ヘルニアや骨欠損が高頻度に認められること，健常人においても鼓室部に微小裂隙が存在することから，高濃度のステロイドが直接顔面神経に作用する可能性が期待される。作用機序の詳細は「CQ1-3」(p.73)を参照のこと。

2 解説

　急性期Hunt症候群症例に対するステロイド鼓室内投与についてSRを行ったが，軽症～中等症例を対象とした研究の報告は認めなかった。軽症～中等症の急性期Hunt症候群患者に対して，通常量のステロイド全身投与に加え，ステロイド鼓室内投与することは現時点では介入の是非の決断を支持するエビデンスが不十分である。

　一方，重症Hunt症候群を対象とした1件の後ろ向き観察研究において，症例数は少ないものの，ステロイド鼓室内投与の有効性が報告されている。Inagakiら[1]は発症7日以内のH-B grade Ⅳ以上，20歳以上のHunt症候群患者に対し，デキサメタゾン1.65 mgを10日間連日鼓室内注入し，さらに標準治療（PSL 60 mgとバラシクロビル3,000 mgを併用）も行った。12例のH-B grade Ⅰへの完全治癒率は93％であり，対照とした標準治療群34例の治癒率50％より有意に良好であった（p＝0.015）。また早期に回復する傾向がみられたことを報告している。また，鼓膜穿孔残存や聴力低下などの有害事象を認めなかった。今回さらに，本研究における重症例（H-B grade Ⅴ-Ⅵ）に絞り解析したが，非治癒のオッズ比0.09（95％CI＝0.01-0.81，p＝0.03）であり，ステロイド鼓室内投与の有効性が示唆された。

　このように，症例数の少ない後ろ向き観察研究のみであり，対照もhistorical controlを用いているなどの限界がある。より症例数を増やした多施設での無作為化比較試験や全身ステロイド療法が困難な患者に対し，鼓室内注入を行う群と行わない群で比較する試験も必要であると考えられる。

3 コストや資源，促進阻害要因

　使用するステロイド（デキサメタゾン）は安価であるが，Hunt症候群患者へのステロイド鼓室内投与は標準治療としては確立されておらず，症状詳記が求められることがある。また，患者に対しては，特

に鼓膜穿孔遺残の可能性について十分説明し，同意を得る必要がある。詳細は「CQ1-3」(p.73)を参照のこと。

4 ワーキンググループ会議

　軽症〜中等症の急性期Hunt症候群患者に対して，通常量のステロイド全身投与に加え，ステロイド鼓室内投与することは現時点では介入の是非の決断を支持するエビデンスが不十分であると判断した。

　重症Hunt症候群を対象として組み入れられた研究は小規模の観察研究であり，ステロイド鼓室内投与の有効性が報告されているが，論文の質の低さ（患者背景の不一致等），不精確さ，単一論文から，エビデンスの確実性は「非常に低」という判断となった。鼓膜穿孔の副作用が1％程度に認められるが，全身性の副作用が認められないことより，重症Hunt症候群患者においては通常量のステロイド全身投与に加え，ステロイド鼓室内投与を弱く推奨することが合意率92.9％で採択された。

◉SR結果のまとめ (Summary of Findings表)

疾患/対象者：Hunt症候群患者
セッティング：制限なし
介入：ステロイド全身投与＋鼓室内投与
対照：ステロイド全身投与
試験デザイン：観察研究[a]

アウトカム（重要性，等級）	対象者数（研究数）	相対効果（95％信頼区間）	期待される絶対効果 (95％信頼区間)			エビデンスの確実性
			対照	介入	差	
発症6カ月後 非治癒 (重大, 8) ※軽症〜中等症	0人 (0 study)					
発症6カ月後 非治癒 (重大, 8) ※重症例	46人 (1 study)	OR 0.09 (0.01〜0.81)	1,000人中 267人[b]	1,000人中 24人	1,000人中 243人少ない (−264〜−51)	⊕⊖⊖⊖[d]
鼓膜穿孔 (重要, 6)			1,000人中 0人	1,000人中 10人[c]	1,000人中 10人多い (+5〜+22)	⊕⊖⊖⊖[c]

[a] ランダム化比較試験，観察研究を対象としたが，重症Hunt症候群を対象とした観察研究1件のみ該当した。
[b] CQ2-2における対照群の中央値を使用した。
[c] 鼓膜穿孔の頻度は突発性難聴を対象としたSRより引用した (Kim YH, et al. Otolaryngol Head Neck Surg 2021, PMID 34058895)。他のSRを基にしたが，観察研究を対象とし，少なくとも非直接性があることからグレードダウンした。
[d] 論文の質の低さ（患者背景の不一致等），不精確さ，単一論文からグレードダウンした。

【参考文献】

1) Inagaki A, Minakata T, Katsumi S, et al. Concurrent treatment with intratympanic dexamethasone improves facial nerve recovery in Ramsay Hunt syndrome, J. Neurol Sci. 2020；410：116678.

CQ 2-4	Hunt症候群に抗ウイルス薬は有効か？

推 奨	推奨の強さ	エビデンスの確実性
Hunt症候群患者へ顔面神経麻痺治癒のため，抗ウイルス薬を投与することを強く推奨する※。 [投票合意率：100.0%（14/14）]	強い	⊕⊖⊖⊖

※Hunt症候群における顔面神経麻痺以外の症状に対しても，抗ウイルス薬の投与を強く推奨する。

1 背景

　Hunt症候群患者における顔面神経麻痺回復に対する抗ウイルス薬投与の有効性について科学的なエビデンスは得られていない。しかし，皮膚粘膜の帯状疱疹に対して，抗ウイルス薬投与は，ウイルス排出量を抑え，新規病変出現を抑えることにより，治癒を早め，疼痛の持続期間も短くなることがメタアナリシスで明らかになっている[1,2]。すなわち，Hunt症候群においても，抗ウイルス薬の早期投与はVZVの増殖を抑制し，神経炎を鎮静化することが期待できる。

2 解説

　関連するCochrane Review[3]があり，アップデートする形でSRを実施した。Cochrane Reviewが検索済みのMEDLINEを含むPubMedについてはCochrane Reviewの検索日以降を検索し，医学中央雑誌についてはデータベースの全期間対象で検索を行った。

　既存SRにおける組入候補論文が23件，各データベースからの合計556件の論文が組入候補論文であった。そのうち8件が適格基準を満たした[4-11]。適格基準を満たした各論文の特徴は下記の通りであった。

組入論文

	白木1987[4]	藤原1987[5]	大森1987[6]	中里2003[7]
研究デザイン	Cohort	RCT	Cohort	Cohort
人数（解析人数）	34	18	20	136
男性割合	81.8%	50.0%	Not provided	52.0%
平均年齢，範囲	16〜73 (range)	44.2 (mean)	33.6 (mean)	40.1 (mean)
重症度	YS 0〜8	YS 0〜10	YS 14.7 (mean)	Not provided
治療法	Ara-A 600 mg/day 5日間	Ara-A 5 mg/kg/day 5日間	Ara-A 600 mg/day 5日間	ACV 1,000〜3,000 mg/day or VCV 1,000〜4,000 mg/day 5〜7日
治療までの日数	Not provided	≦14 days	≦7 days	≦7 days
ステロイドの併用	なし	あり	なし	なし

	小森1987[8]	川口2000[9]	Ramos Macías 1992[10]	Kinishi 2001[11]
研究デザイン	Cohort	Cohort	RCT	Cohort
人数（解析人数）	16	56	15	138
男性割合	Not provided	Not provided	Unclear	Not provided
平均年齢，範囲	38.7 (mean)	Not provided	21〜90 (range)	Not provided
重症度	YS 9.3 (mean)	YS 4.7 (mean)	Unclear	HB 5.2 (mean)
治療法	Ara-A 300 mg/day 5日間	ACV	ACV 10 mg/kg/day 10日間	ACV 4,000 mg/day 7日間
治療までの日数	4.4 (mean)	≦7 days	Not provided	≦7 days
ステロイドの併用	あり	あり	あり	あり

Randomized controlled trial：RCT, Yranagihara score：YS, Adenin arabinoside (9-β-D) arabinofuranocyladenin：Ara-A, acyclovir：ACV, valaciclovir：VCV, House-Brackmann scale：HB
Ramos Macías 1992 は Cochrane Review[3] から情報を抽出したため，複数の点でUnclearとなった。

　多くは2000年以前の論文であり，現在臨床では使用されていないAra-Aによる研究が半数を占める。ステロイドを併用していない研究が3つ認められた。治療開始までの時期は発症7日以内が多いが，記載がない研究もあり，エビデンスレベルが低い。

　Hunt症候群はBell麻痺に比べ症例が少ない点，さらにHunt症候群が帯状疱疹に伴う疾患であり抗ウイルス薬の投与が一般的になったことから，顔面神経麻痺に関して比較を行ったRCTは極めて小規模なものが2件のみであった。

　藤原ら[5]は麻痺スコア10点以下のHunt症候群18名を，ステロイドにAra-A点滴を加えた8例とステロイドのみの10名に無作為に振り分け検討している。発症2カ月での治癒は併用群では7例87.5％，ステロイド単独群では6例60％であり，統計学的有意差は認められなかった。

　Ramos Macíasら[10]はHunt症候群15名を，ステロイドにACV点滴投与を加えた8名とステロイドのみの7名に振り分け検討している。H-B grade Ⅰ-Ⅱに改善した例は，併用群で5例（63％），ステロイド単独群で3例（43％）であり，統計学的有意差は認められなかった。ただし，ランダム化の方法の記載がない点，両群における発症時の重症度が不明な点など，エビデンスレベルが低い研究である。

　今回，上記8編から最終フォローアップ時点非治癒をアウトカムとしてSRを行った。対象者数は介入群229名，対照群171名で合計400名，抗ウイルス薬使用群における非治癒のオッズ比0.47（95％CI＝0.23-0.97）であった。抗ウイルス薬使用例で重篤な副作用の報告はなく，一過性の軽度嘔吐，肝酵素上昇などに関して0〜18.2％の報告を認めた。

　このように，顔面神経麻痺回復に対する抗ウイルス薬投与の有効性について，科学的なエビデンスは不十分である。一方，抗ウイルス薬がHunt症候群に関わる皮疹や疼痛に対して症状改善効果があることは帯状疱疹（顔面神経麻痺を伴わない，耳以外の部位におけるもの）において明らかになっており，今後RCTを行うことは望ましくないと考えられる。最適な抗ウイルス薬投与法については検討が不十分な点もあり，今後の研究が期待されるが，副作用に注意しながら，抗ウイルス薬を投与することを強く推奨する。

③ コストや資源，促進阻害要因

　Hunt症候群における抗ウイルス薬投与は保険診療として認められている。抗ウイルス薬の副作用として，稀に「アシクロビル脳症」と称される興奮，振戦，錯乱，幻覚，ミオクローヌスなどの症状を呈する精神神経症状や急性腎不全を起こすことがある。腎障害のある患者または腎機能の低下している患者，高齢者では，精神神経系の副作用があらわれやすいので，腎機能に応じて投与間隔を延長するなどの調整を要する。なお，近年開発・発売されたアメナメビルは肝臓で代謝されるため，腎機能低下による調節は不要で高齢者にも使用しやすい特長がある。

④ ワーキンググループ会議

　適格基準を満たした研究は小規模の観察研究が多く，また多くは2000年以前の論文であり，現在臨床では使用されていない薬剤による研究も半数を占めるため，エビデンスの確実性は「非常に低」という判断となった。しかし，帯状疱疹に対する抗ウイルス薬の有効性と，上記のSRを考慮し，全重症度（軽症〜重症）の急性期Hunt症候群患者に対し，抗ウイルス薬を発症早期より開始することを強く推奨することが合意率100%で採択された。

●SR結果のまとめ（Summary of Findings表）

疾患/対象者：Hunt症候群患者
セッティング：制限なし
介入：抗ウイルス薬投与
対照：抗ウイルス薬投与なし
試験デザイン：観察研究，ランダム化比較試験

アウトカム （重要性，等級）	対象者数 （研究数）	相対効果 （95%信頼区間）	期待される絶対効果 （95%信頼区間）			エビデンスの 確実性
			対照	介入	差	
最終フォロー時 非治癒[a]（重大，8）	400人 (8 studies)	OR 0.47 (0.23〜0.97)	1,000人中 310人[c]	1,000人中 146人	1,000人中 164人少ない （−239〜−9）	⊕⊖⊖⊖[d]
後遺症（重大，7）						Not reported
軽微な副作用[b] （重要，5）			1,000人中 0人	1,000人中 50人	1,000人中 50人多い （＋0〜＋182）	⊕⊖⊖⊖[e]

[a] 半数以上の研究において6カ月以上のフォローアップが行われていたが，2カ月間のみのフォローアップの研究，フォローアップ期間が記載されていない研究があり，最終フォローアップ時点非治癒をアウトカムとした。
[b] 重篤な副作用の報告はなし。一過性の軽度嘔吐，肝酵素上昇などに関して0〜18.2%の報告を認めた。介入群における頻度の中央値および既報の報告範囲を介入および差として記載した。
[c] 組み入れた研究における中央値を用いた。
[d] 研究の質，不精確さからグレードダウンした。
[e] 研究の質，不精確さ，出版バイアスからグレードダウンした。

【参考文献】

1) Jackson JL, Gibbons R, Meyer G, et al. The effect of treating herpes zoster with oral acyclovir in preventing postherpetic neuralgia. A meta-analysis. Archives of Internal Medicine. 1997；157：909-12.
2) Wood MJ, Kay R, Dworkin RH, et al. Oral acyclovir therapy accelerates pain resolution in patients with herpes zoster：a meta-analysis of placebo-controlled trials. Clinical Infectious Diseases. 1996；22：341-7.

3) Uscategui T, Dorée C, Chamberlain IJ, et al. Antiviral therapy for Ramsay Hunt syndrome (herpes zoster oticus with facial palsy) in adults. Cochrane Database Syst Rev. 2008；2008(4)：CD006851.

4) 白木直也，藤林慶子，瀧本勲. 抗ウイルス剤(Ara-A)のハント症候群に対する使用経験. Facial N Res Jpn. 1987；7：187-90.

5) 藤原康雄，中村光士郎，柳原尚明. ビダラビン(Ara-A)によるハント症候群の治療経験. Facial N Res Jpn. 1987；7：191-4.

6) 大森英生，久木元延生，田中正美，他. ハント症候群における Arasena-A の使用経験. Facial N Res Jpn. 1987；7：195-8.

7) 中里秀史，池田稔，久木元延生，他. 顔面神経麻痺における抗ウイルス薬の治療効果. Facial N Res Jpn. 2003；23：105-7.

8) 小森貴，徳田紀九夫. Ramsay Hunt 症候群に対する Vidarabine(Ara-A)の効果. Facial N Res Jpn. 1987；7：183-6.

9) 川口和浩，稲村博雄，甲state秀浩，他. ステロイド大量療法とアシクロビル併用ステロイド大量療法の比較検討(第2報). Facial N Res Jpn. 2000；20：111-3.

10) Ramos Macías A, de Miguel Martínez I, Martín Sánchez AM, et al. Adding acyclovir to the treatment of facial palsy. A study of 45 cases. Acta otorrinolaringológica española. 1992；43：117-20.

11) Kinishi M, Amatsu M, Mohri M, et al. Acyclovir improves recovery rate of facial nerve palsy in Ramsay Hunt syndrome. Auris Nasus Larynx. 2001；28：223-6.

CQ 2-5　Hunt症候群に顔面神経減荷術は有効か？

推奨	推奨の強さ	エビデンスの確実性
重症の急性期Hunt症候群患者へ顔面神経麻痺治癒のため，顔面神経減荷術を行うことを弱く推奨する。［投票合意率：92.9%（13/14）］	弱い	⊕⊖⊖⊖

1 背景

Hunt症候群においては，発症早期から抗ウイルス薬とステロイドの併用療法を行っても高度な神経変性を生じることが多い。そこで，顔面神経管内での浮腫を軽減し神経再生を促進することを目的に，顔面神経減荷術が行われることがある。その適応はBell麻痺同様であり，「CQ1-5」(p.80)を参照のこと。

2 解説

Hunt症候群患者において，麻痺回復に対する顔面神経減荷術の有効性を調べた研究は少ない。1件の後ろ向き観察研究[1]において，徐放化栄養因子(basic fibroblast growth factor：FGF)を添加したゼラチンハイドロゲルを神経周囲に留置する方法を併用した減荷術の有効性が報告されている。この研究ではENoGまたはNETで高度神経障害を呈したHunt症候群完全麻痺例67例を後ろ向きに解析している。10例においてFGFを用いた減荷術が施行され，historical controlとして通常の減荷術を施行した20例，保存的治療を施行した37例との間で比較を行っている。手術は発症2週以降に行われ，発症後1年以上経過観察し，最終麻痺スコアが32点以上に改善した症例の割合を改善率として評価した。その結果，FGFを用いた減荷術群の改善率(100%)が，通常減荷術群(65%)，保存的治療群(67.6%)に比べ有意に良好であったことを報告している。なお，FGFを用いた減荷術は保険適用ではない。

この3群比較を減荷術と保存治療で比較するため，保存治療を2群にスプリットし，FGF減荷術 vs

保存治療，FGFなし減荷術vs保存治療としてメタアナリシスに組み入れた。その結果，減荷術群の非治癒のオッズ比は0.59（95％CI＝0.20-1.78）であり，減荷術の有効性は確認できなかった。さらに症例数が少ない後ろ向き観察研究であり，論文のエビデンスの質は低い。

③ コストや資源，促進阻害要因

顔面神経減荷術は保険収載されている［K159 顔面神経減圧手術（乳様突起経由）またはK159-2 顔面神経管開放術］。減荷術は耳科手術に精通した耳鼻咽喉科医師が執刀する施設で行わなければならず，行える施設は限られる。詳細は「**CQ1-5**」（p.80）参照のこと。

④ ワーキンググループ会議

顔面神経減荷術については，患者が治療選択のできない無作為化比較試験は困難であり，エビデンス総体の質は極めて低い。重症のBell麻痺患者に対する顔面神経減荷術が，症例集積研究の結果からは弱く推奨される（p.80：「**CQ1-5**」）ため，同様の機序で生じるHunt症候群に対しても弱く推奨することが投票合意率92.9％で採択された。ただし，手術に伴い聴力悪化，耳鳴などの合併症発生の可能性があることに留意すべきである。

●SR結果のまとめ（Summary of Findings表）

疾患/対象者：Hunt症候群
セッティング：制限なし
介入：顔面神経減荷術
対照：手術なし
試験デザイン：観察研究

アウトカム（重要性，等級）	対象者数（研究数）	相対効果（95％信頼区間）	期待される絶対効果（95％信頼区間）			エビデンスの確実性
			対照	介入	差	
非治癒（重大，8）（観察期間：6ヵ月）	67人（1 study）	RR 0.59（0.20〜1.78）	1,000人中324人[b]	1,000人中191人	1,000人中133人少ない（−259〜＋253）	⊕⊖⊖⊖[c]
副作用[a]（重要，5）	感音難聴15.4％，耳鳴11.5％（Li 2016）術後聴力9.8 dB上昇（Kim 2016）一過性の伝音難聴のみ（Yanagihara 2001）27例中1例で8,000 Hz 40 dB上昇（Fisch 1981）					⊕⊖⊖⊖[c]

[a] 副作用に関する情報はCQ1-5 Bell麻痺における減荷術のデータを使用した。
[b] 組入論文の対照群の非治癒率中央値を使用。
[c] 不精確さ，出版バイアスなどからグレードダウンした。
[d] 論文の質の低さ，不精確さよりグレードダウンした。

【参考文献】

1）山田啓之，羽藤直人，暁清文. Hunt症候群に対する徐放化栄養因子を用いた顔面神経減荷術の検討. Facial N Res Jpn. 2013；33：116-7.

3　外傷性麻痺（側頭骨骨折に伴う顔面神経麻痺）

1　疾患概念・疫学

　外傷性顔面神経麻痺には，その障害部位により頭蓋内，側頭骨内，側頭骨外の麻痺が存在するが，やはり側頭骨内外傷が多い[1]。また，側頭骨の強い振動のみでも顔面神経の損傷は起こり得るものの，その頻度は低く，麻痺も軽症であることが多い。側頭骨内外傷の多くは側頭骨骨折に伴うものであり，米国のデータにはなるが，側頭骨内外傷の84.5％，全外傷性顔面神経麻痺例の61.5％を占める[1]。一方で，全側頭骨骨折の7～10％に顔面神経麻痺を生じたとの報告もある。中耳手術や頭蓋底手術，耳下腺手術などの合併症として生じる医原性顔面神経麻痺も広くには外傷性麻痺に当たるものの，本項では，日常診療や救急医療の現場において最も重要となる，側頭骨骨折に伴う外傷性顔面神経麻痺について述べる。

2　病因・病態

　側頭骨骨折に伴う顔面神経麻痺の病態としては，麻痺の発症時期に基づく即発性麻痺/遅発性麻痺という分類ならびに，骨折線形態に基づく縦骨折/横骨折（あるいはその混合型）という分類が重要である。

① 即発性麻痺と遅発性麻痺

　発症時期により，外傷後ただちに麻痺の認められる即発性麻痺と，24時間以上が経過した後に発現する遅発性麻痺に大別される。神経に挫滅や断裂などの直達性の損傷が起こると受傷直後より麻痺が生じ，栄養血管の損傷や血腫，二次的浮腫などによる間接的な障害では麻痺は遅れて出現すると推察される。したがって，即発性麻痺であれば高度障害が生じている可能性が高く，実際回復不良例が多い。一方で，遅発性麻痺であることが確実ならばその予後は良好であると推察される[2]。しかしながら受傷当時に意識障害を伴うと，特に顔面の非対称性が目立ちにくい若年者では，顔面神経麻痺の有無の判断は難しく，正確な麻痺発症時期は特定できないことも多い。

② 縦骨折と横骨折

　側頭骨骨折は古典的に縦骨折と横骨折，およびそれらの混合型に分類される。このうち縦骨折が6～7割を占め，横骨折が2割ほど，残りが混合型である。縦骨折は錐体骨の長軸に平行に起こり，側頭骨鱗部から外耳道後上壁に沿って内方へ進展し，耳小骨連鎖周辺を横切って錐体尖に至る。一方で，横骨折は大後頭孔付近に始まって錐体骨縁に達し，この長軸に垂直に伸びて内耳道ないし迷路骨包に至る。

　縦骨折の25％ならびに横骨折の50％で顔面神経麻痺が生じるとされる。解剖学的に横骨折では，膝部周辺の顔面神経管を横切ることが多く，必ずしも断裂しているわけではないものの，高度な神経損傷例が多い。これに対して縦骨折は，顔面神経鼓室部（水平部）〜膝部をかすめるように通過することで神経への直達外傷を免れ，予後良好となる例が比較的多く存在する一方で，膝部周辺への直達損傷により，挫滅や部分断裂など高度障害に陥る例も少なからずある[3]。

　これら古典的分類に対しYanagiharaら[4]は，側頭骨CTにおける骨折線の到達範囲に基づく，より臨

床実践的な側頭骨骨折の新しい分類を提唱した。この中では，Ⅰ型は骨折線が乳様突起を横断し，Ⅱ型ではⅠ型の骨折線が外耳道に達し，Ⅲ型では骨折線が顔面神経鼓室部（水平部）に達する。そしてⅣ型では，顔面神経膝部周辺の中耳天蓋に骨折線が達し，内耳/内耳道は障害されないA型と内耳/内耳道のいずれかもしくは両方が障害されるB型に分類した。このⅣ-B型が古典的な横骨折に相当する。ただし，いずれにせよ解像度が進歩した現代のCTをもってしても，骨折線が顔面神経管に直接達しているかどうかの判断は難しい[3]。

3 診断基準・重症度分類

　外傷性麻痺の診断自体は，外傷の病歴を考慮すると比較的容易である。ただし，CTで側頭骨骨折線がはっきりしない症例や受傷から時間が経過して発症した遅発性麻痺においてはその病態の判断は悩ましくなる。

　重症度については，Bell麻痺やHunt症候群同様，顔面神経麻痺スコア（柳原40点法）に基づき，高度麻痺，中等度麻痺，軽度麻痺に分類もしくは麻痺予後の観点から完全麻痺/不全麻痺に分類するのが一般的である。加えて，これもBell麻痺，Hunt症候群に準じてエレクトロニューログラフィー（Electroneurography：ENoG）や神経興奮性検査（Nerve Excitability Test：NET）などの電気生理学的検査によって，予後診断も兼ねた重症度診断を行う。そしてこの電気生理学的検査の結果をもって，以後に述べる治療法の選択を行うことになる[3]。

4 外傷性顔面神経麻痺の治療

1 保存的治療

　一般に初期治療としてはステロイドが使用されることが多い。これは骨折片や出血による神経圧迫によって生じる二次的浮腫の抑制効果を狙ったものと思われる。同時に，当面の救命措置が優先されるような症例においては，予後診断や手術治療が行えるようになるまでの'つなぎ'の意味合いも持つ。しかしながら，ステロイドの種類ならびに投与量，投与期間については一定の見解がない。

2 手術的治療（顔面神経減荷術）の適応決定と手術法
① 予後診断

　発症時期（即発生/遅発性）や骨折の種類（横骨折/縦骨折）から神経障害の重症度をある程度推察することは可能だが，これらの情報のみから予後を正確に診断し，手術適応を決定するのは困難である。そこで，この重症度を客観的に把握するために，顔面神経麻痺スコア（柳原40点法）とENoG[2]やNET[5]による電気生理学的検査が予後診断に用いられている。麻痺スコア10点以上の症例ではほぼ全例が完全治癒に至ったとする報告や，明らかな不全麻痺（麻痺スコア14点以上）では基本的には手術は不要であるとする意見がある。ただし，不全麻痺であっても麻痺が遷延する場合には，骨折片などによる神経の圧迫が想定されることから，積極的な手術が推奨される[3]。電気生理学的診断では，Changら[2]は，ENoG値が5％以上では手術は不要であると結論づけ，中谷ら[5]はNETの左右差が3.5 mA以上では明らかに麻痺予後が不良であったことを示している。

② 手術の至適時期

　いったん予後不良と診断されれば可及的速やかな手術が望まれる。しかしながら，意識障害や全身状

態不良など早期の手術施行に制限が生じる例も多い。Changら[2]によれば，発症2週以内の手術であれば臨床的治癒率（House-Brackmannのgrade ⅠあるいはⅡの達成率）が高い。一方で，3～4週以内の施行ならば手術結果はよいとする報告や，手術時期によらず発症3カ月以内に満足のいく回復がみられたとする報告もある。遅れて行う晩期減荷術については，6カ月を経過しても回復のみられない症例にのみ行うべきとする意見もある。このように手術時期についての統一した見解は存在しないが，麻痺の回復が遷延している場合は神経の状態を確認する意味でも，いずれの時期であれ，速やかな探査手術は是認されると考えられる（図Ⅲ-3）[3]。

③ 手術のアプローチ法

　障害部位と内耳機能の残存度に応じてアプローチ法が選択される。障害部位が膝部より末梢であれば経乳突的アプローチで十分である。膝部より中枢での損傷が疑われる時は，顔面神経処理のための十分な術野確保の目的からも，内耳機能の温存が必要であれば中頭蓋窩法の併用が，そうでなければ経迷路法が選択される（図Ⅲ-3）。

④ 顔面神経の取り扱い

　外傷性顔面神経麻痺に対する減荷術では，減荷範囲の決定も難しい。損傷部位中心の開放に留める意見や，側頭骨内顔面神経の全走行にわたって顔面神経の状態を確認することが望ましいとする意見もある[3]。その際に遭遇する神経の状態には，①圧迫，②挫滅，③断裂，④線維化などがあり，術中所見によって臨機応変の対応に迫られる。圧迫のみであれば，圧迫している組織を取り除き，その周辺を減荷すれば十分と思われるが，完全神経断裂の際は，断端を新鮮化した後，端々吻合あるいは緊張が強すぎる場合には大耳介神経などを介在させる神経移植が必要となる。周囲の肉芽組織と一体となって線維化している場合も，顔面神経と肉芽組織の剥離は困難を極めるため，この部位を切除し，神経移植を試みる。最も悩ましいのは，部分断裂や挫滅の場合である。1/3以上の断裂では切除ならびに端々吻合（あるいは神経移植）が望ましいとする意見がある一方，完全断裂以外は回復過程に影響を及ぼさないとする報告も存在する[3]。実際，神経移植を施行しても通常House-Brackmannのgrade Ⅲ～Ⅳまでしか回復しないためジレンマに陥る。

　以上述べてきたように，側頭骨骨折による外傷性顔面神経麻痺に対する手術治療には様々な要素が含まれ，加えて耳小骨や内耳障害などによる難聴合併の有無も適応決定の判断材料となる。これらを踏まえた村上ら[6]の提案をもとに，側頭骨骨折に伴う顔面神経麻痺に対する治療方針決定のための一案を示した（図Ⅲ-3）。参考としていただきたい。

参考文献

1) May M, Shaitkin BM, Wiet RJ, et al. Trauma to the facial nerve. External, Surgical and Iatrogenic. The Facial Nerve. May M, Shaitkin BM（eds），pp213-382, Thieme, 2000.
2) Chang CY, Cass SP. Management of facial nerve injury due to temporal bone trauma. Am J Otol. 1999；20：96-114.
3) 濱田昌史. 外傷性顔面神経麻痺の治療．JOHNS. 2015；31：724-7.
4) Yanagihara N, Murakami S, Nishihara S. Temporal bone fractures inducing facial nerve paralysis：A new classification and its clinical significance. ENT Journal. 1997；76：79-86.
5) 中谷宏章，竹田泰三. 外傷性顔面神経麻痺と中耳手術．JOHNS. 2001；17：756-60.
6) 村上信五，渡邉暢浩，木口淳，他. 外傷性顔面神経麻痺に対する減荷術の適応―私案―. Facial N Res Jpn. 2003；23：111-3.

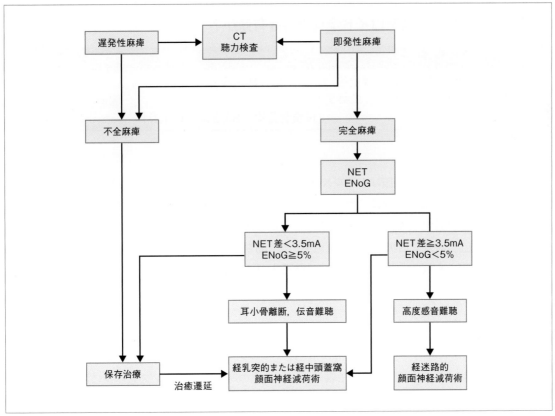

図Ⅲ-3　側頭骨骨折に伴う顔面神経麻痺の治療方針案（文献2, 5, 6）による）

5　治療の Clinical Question

外傷性麻痺治療のフローチャート

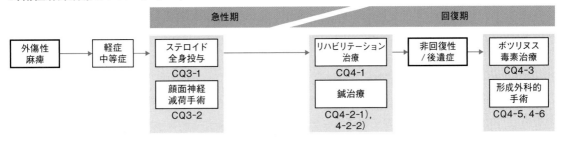

CQ 3-1 外傷性麻痺にステロイド全身投与は有効か？

推 奨	推奨の強さ	エビデンスの確実性
外傷性麻痺患者へ顔面神経麻痺治癒のため，急性期治療としてステロイド全身投与を行うことを弱く推奨する。 [投票合意率：83.3%（10/12）]	弱い	⊕⊖⊖⊖

1 背景

　Bell麻痺やHunt症候群の原因はウイルス感染その他による炎症とそれに伴う浮腫と考えられており，腫脹した顔面神経が顔面神経管に絞扼されることで神経変性が進行すると推察される。この視点からは，これらの麻痺に対するステロイドの投与は合目的であると捉えられる。側頭骨骨折による外傷性顔面神経麻痺の場合，神経管内出血による圧迫やそれに付随する2次的な浮腫も推察されるため，一部にステロイドが有効な症例は確実に存在するものと思われるが，外傷性神経麻痺における神経損傷の程度は様々であると推察され，部分断裂や完全断裂など重症例も想定されるため，これらに対するステロイドの有効性については疑問も多い。

2 解説

　今回の検討に組み入れられた論文は2編と少なく，その時点でエビデンスレベルに限界があるものの，ただそのうちの1編はNashら[1]による28編の論文のSRである。この中で，無治療群では66%が治癒（House-Brackmann grade Ⅰ）に至り，ステロイド投与群では治癒率67%と両群の間に差を認めていない。ただ，側頭骨骨折のない症例も数がはっきりしないまま取り込まれていて，またステロイドの種類や投与量，投与開始のタイミング，患者年齢などについては未検討である。一方で，Leeら[2]は同一施設における成人例での検討を報告し，投与量には若干のばらつきはあるもののプレドニゾロン/メチルプレドニゾロンが投与され，発症24時間以内の投与開始かつ14日間以上の投与が有効であるとしている。ただし，いずれの報告もHouse-Brackmannのgrade Ⅰを治癒判定基準としており，外傷性顔面神経麻痺としては厳しい設定となっている。

3 コストや資源，促進阻害要因

　コストについてはおおむね問題がないものと捉えられる。ただ資源については，患者はおのずから救急救命室（ER）が整備された病院で初期治療を受けることになると思われるため，治療施設に若干の制限が伴う。また，患者の意識状態次第で顔面神経麻痺の発見が遅れたり，側頭骨骨折以外の全身状態や併存疾患によってステロイド治療の開始に制限が加わったりする可能性がある。

4 ワーキンググループ会議

　外傷性麻痺に対するステロイドの効果は，既報をまとめたレビューと小規模な観察研究のみであった。外傷性顔面神経麻痺は症例数が少ないためエビデンスの蓄積が不十分であり，今後の継続的な検証が必要である。加えて，今回の検討では利益と害のバランスについては触れていないが，ステロイドの有害事象についてはBell麻痺やHunt症候群においての検討と大差ないであろう。今後の課題として，

画像診断の精度や電気生理学的予後診断の意義，手術適応基準ならびに治癒判定基準などについても検討を要する。

●SR結果のまとめ（Summary of Findings表）

疾患/対象者：外傷性麻痺患者
セッティング：制限なし
介入：全身ステロイド薬投与
対照：全身ステロイド薬投与なし
試験デザイン：ランダム化比較試験

アウトカム （重要性，等級）	対象者数 （研究数）	相対効果 （95％信頼区間）	期待される絶対効果（95％信頼区間）			エビデンスの 確実性
			対照	介入	差	
最終フォロー時 非治癒[a] （重大，8）	304人 （2 studies）	OR 0.79 （0.51〜1.24）	1,000人中 669人[b]	1,000人中 529人	1,000人中 140人少ない （−328〜＋161）	⊕⊖⊖⊖[c]

[a] フォローアップ期間は様々（報告がないもの，2年間フォローアップなど）。治癒基準はHB I。
[b] 組み入れた研究における中央値を用いた。
[c] 研究の質，不精確さからグレードダウンした。

参考文献

1) Nash JJ, Friedland DR, Boorsma KJ, et al. Management and outcomes of facial paralysis from intratemporal blunt trauma：a systematic review. Laryngoscope. 2010；120（7）：1397-404.
2) Lee PH, Liang CC, Huang SF, et al. The Outcome analysis of traumatic facial nerve palsy treated with systemic steroid therapy. J Craniofac Surg. 2018；29（7）：1842-7.

CQ 3-2	外傷性麻痺に顔面神経減荷術は有効か？		
推奨		推奨の強さ	エビデンスの確実性
重症の急性期外傷性麻痺患者へ顔面神経麻痺治癒のため，顔面神経減荷術を行うことを弱く推奨する。 ［投票合意率：92.9％（13/14）］		弱い	⊕⊖⊖⊖

1 背景

　一般論として，外傷においては機能障害を伴う骨折においては手術治療が検討される。この観点から顔面神経麻痺を伴う側頭骨骨折に対しては，これまで耳鼻咽喉科医による顔面神経減荷術が長く行われてきたものの，手術時期や主病変部位，手術経路や減荷範囲が多岐にわたるため，高いレベルのエビデンスはなく，外傷性顔面神経麻痺に対する減荷術の有効性に関しては定まった見解がないのが実状である。

② 解説

　顔面神経減荷術の有効性を検討する上で組み入れを検討した論文のうち，外傷性顔面神経麻痺に関するものはわずか1編[1]であった。本論文では保存的治療群の治癒率（House-Brackmann grade I）が88.9％であったのに対し，減荷手術を行った群では55.2％の治癒率に留まった。ただし減荷手術群では高度麻痺が多くを占めることから，症例数は限られるものの，それぞれの群における高度麻痺例のみを対象として治癒率を比較してみると，保存的治療群50.0％，減荷術群54.7％の結果となった。手術のタイミングについては，2週以内に減荷術を施行した群で有意に成績が良好であったとし，一方で2カ月以上を経過した症例に対しては手術の効果は限定的であるとしている[1,2]。前項「**CQ3-1**」で組み入れたNashら[3]によるレビューによると，手術群の治癒率は23％であり，無治療群の66％と比較して治癒率を押し上げる効果はないと考察している。手術の有害事象については，Bell麻痺やHunt症候群と異なり，もともと顔面神経麻痺以外の症状を伴う場合が多いため，比較検討はなおさら困難となる。

③ コストや資源，促進阻害要因

　本邦において顔面神経減荷術は保険適用となっており，そのコストについてはおおむね問題ないものと捉えられる。ただ資源については，患者はおのずから救急救命室（ER）が整備された病院で初期治療を受けることになるが，そこに減荷術に対応可能な医師が常駐するか否かによって減荷術そのものが行われなかったり，他施設への移送のために手術のタイミングが遅延したりする可能性がある。これら施設の問題に加えて，患者の意識状態や側頭骨骨折以外の全身状態，併存疾患によって手術の可否決定やそのタイミングに影響があるものと思われる。

④ ワーキンググループ会議

　メタアナリシスに組み入れられた論文はBell麻痺のみであったため組入基準の症例数を緩め，外傷性麻痺を対象とした1編の論文を同定した[1]。一般的に手術等の侵襲性の高い治療は，患者が治療選択のできないRCTの実施が困難な場合が多い。減荷術についても同様の結果でRCTは限られ，エビデンス総体の質は極めて低かった。今後も良質な観察研究により手術治療の有効性に関する検討を行うことが期待される。

● SR結果のまとめ (Summary of Findings表)

疾患/対象者：外傷性麻痺
セッティング：制限なし
介入：顔面神経減荷術
対照：手術なし
試験デザイン：観察研究

アウトカム （重要性，等級）	対象者数 （研究数）	相対効果 （95%信頼区間）	期待される絶対効果（95%信頼区間）			エビデンスの 確実性
			対照	介入	差	
非治癒 （重大, 8） （観察期間：6カ月）	120人 （1 study）	RR 0.83 （0.11〜6.32）	1,000人中 500人[b]	1,000人中 415人	1,000人中 85人少ない （−445〜+2,660）	⊕⊖⊖⊖[c]
副作用[a] （重要, 5）	感音難聴15.4%，耳鳴11.5%（Li 2016） 術後聴力9.8 dB上昇（Kim 2016） 一過性の伝音難聴のみ（Yanagihara 2001） 27例中1例で8,000 Hz 40 dB上昇（Fisch 1981）					⊕⊖⊖⊖[d]

[a] 副作用に関する情報はCQ1-5 Bell麻痺における減荷術のデータを使用した。
[b] 組入論文の対照群の非治癒率中央値を使用した。
[c] 不精確さ，出版バイアスなどからグレードダウンした。
[d] 論文の質の低さ，不精確さよりグレードダウンした。

参考文献

1) 羽藤直人，能田淳平，飴矢美里，暁　清文．手術治療とその適応：耳鼻咽喉科の立場から．Facial N Res Jpn. 2010；30：16-8.

2) Hato N, Nota J, Hakuba N, et al. Facial nerve decompression surgery in patients with temporal bone trauma：analysis of 66 cases. J Trauma. 2011；71（6）：1789-93.

3) Nash JJ, Friedland DR, Boorsma KJ, et al. Management and outcomes of facial paralysis from intratemporal blunt trauma：a systematic review. Laryngoscope. 2010；120（7）：1397-404.

III

4　末梢性顔面神経麻痺（Bell麻痺，Hunt症候群，外傷性麻痺）

1　治療のClinical Question

CQ 4-1	末梢性顔面神経麻痺（Bell麻痺，Hunt症候群，外傷性麻痺）にリハビリテーション治療は有効か？		
推奨		推奨の強さ	エビデンスの確実性
末梢性顔面神経麻痺（Bell麻痺，Hunt症候群，外傷性麻痺）患者へ顔面神経麻痺治癒のため，リハビリテーション治療を行うことを弱く推奨する。 ［投票合意率：100.0％（14/14）］		弱い	⊕⊖⊖⊖

1　背景

　末梢性顔面神経麻痺に罹患すると，閉瞼や閉口が困難となり，日常生活活動に支障をきたす。また，病的共同運度や顔面拘縮といった後遺症が起こると不快感が生じる。日常生活活動および後遺症を改善するための手段としてリハビリテーション治療（リハビリテーション）のニーズは高く，その有効性のエビデンスが求められている。

　Bell麻痺に対するリハビリテーションのSRは，2012年にCochrane Reviewが出されているが，このレビューでは，「報告の質は低く，理学療法による，有意な利益あるいは害を示す質の高いエビデンスはなかった」と結論づけられていた[1]。しかし，その後いくつかのランダム化比較試験（RCT）が報告されたことから[2-10]，新たに末梢性顔面神経麻痺全般に対するSRを実施した。なお，今回対象としたリハビリテーションは，電気刺激や鍼治療は含めず，理学療法（physical therapy）や筋力訓練（exercise）といった運動機能訓練のみとした。

2　解説

　Cochrane Review[1]の組入論文と全期間のPubMedおよび医学中央雑誌を対象に検索を行ったところ，7件（9論文）のリハビリテーションに対するRCTが選出された[2-10]。

　重大なアウトカム指標には，臨床症状における「治癒」，Sunnybrook facial grading system（Sunnybrook法）の複合点，後遺症の3つを取り上げた。臨床症状における「治癒」の判定は，各論文で定められた治癒の定義に従った[5,7]。明確な定義がなかった研究では，House-Brackmann facial nerve grading system（House-Brackmann法）でGradeⅠ～Ⅱに回復した場合を治癒とした[3]。House-Brackmann法の評価が神経の分枝ごとに行われていた研究では人数に換算した値で評価した[6]。この「治癒」判定基準が適用できた4件の研究データをもとに，「非治癒」になった症例の割合についてメタアナリシスを行った[3,5-7]。その結果，リハビリテーションを行った場合には，行わない場合に比べて，「非治癒」になるリスク比（risk ratio：RR）＝0.51［95％信頼区間（confidence interval：CI）＝0.31-0.83］が減少することが示された。

　また，Sunnybrook法を用いたメタアナリシスでは，リハビリテーションを行った場合は，行わない

場合に比べて，各論文の最終フォローアップ時の複合点が12.1点（95％CI＝3.11-21.0）に増加，つまり改善することが示された[2,5,8]。

一方，病的共同運動などの後遺症ついてのメタアナリシスでは，2つの研究から解析した結果，リハビリテーションを行った場合と行わない場合とで後遺症の頻度に有意差は認められなかった［RR＝0.64（95％CI＝0.07-5.95）][5,6]。

なお，これらの研究の介入の時期については，ほとんどの論文[2,3,5-7]で発症早期からリハビリテーションが開始されており，基本的に早期からの開始が望ましいと考えられた。

また，対象患者に関しては，重度の患者群ほどリハビリテーションの有効性が認められる傾向があり[5-7]，訓練の必要性も高いと考えられた。

各研究で用いられた具体的な訓練方法を検証すると，拘縮予防のための筋伸長マッサージは，ほとんどの対象論文[2,4-10]で取り入れられており，有効性に寄与する基礎的な訓練であると考えられた。また，病的共同運動の予防として本邦で広く行われているミラーバイオフィードバック療法も，有効性が確認された[4]。

随意運動を促す筋力訓練を主とする訓練方法に関しては，健側表情筋を手で抑制したうえで患側の表情筋のみを個々に動かす個別的筋力訓練[2]，パントマイムで用いられる感情表現やリラクゼーションおよび病的共同運動の予防を組み込んだマイム療法[8-10]，個々の表情筋を意識して動かし新たな運動パターンを獲得する神経筋再教育[5]，顔面神経の分枝の支配領域別の筋力訓練[6,7]，固有受容性神経筋促通法を用いたKabat療法[3]が，表情筋の機能回復に有効性を示していた。筋力訓練は強力に行うと病的共同運動などの後遺症を悪化させるリスクがあると考えられている。しかし，今回の多くの対象論文では，病的共同運動を誘発しないように考慮されており，適切な指導に基づいた筋力訓練の有効性が示された。

③ コストや資源，促進阻害要因

「脳血管疾患等リハビリテーション料」として算定し保険診療が可能である。しかし，顔面神経麻痺のリハビリテーションには，理学療法士や言語聴覚士に充分な知識や経験の蓄積が求められるため，実施している施設がまだ限られている。

④ ワーキンググループ会議

推奨について，全員の同意が得られた。後遺症である病的共同運動に関して，メタアナリシスで有意差が出ていない点が議論された。しかし，リスク比で改善傾向は認められることから，「後遺症の治療としてリハビリテーション治療を推奨しない」とするには至らなかった。

● SR結果のまとめ（Summary of Findings表）

疾患/対象者：Bell麻痺，Hunt症候群，外傷性麻痺
セッティング：制限なし
介入：リハビリテーション治療
対照：リハビリテーションなし
試験デザイン：ランダム化比較試験

アウトカム（重要性，等級）	対象者数（研究数）	相対効果（95%信頼区間）	期待される絶対効果（95%信頼区間）			エビデンスの確実性
			対照	介入	差	
最終フォローアップ時 非治癒（重大，8）	418人（4 studies）	RR 0.51（0.31〜0.83）	1,000人中 284人[a]	1,000人中 145人	1,000人中 139人少ない（−196〜+48）	⊕⊕⊖⊖[b]
後遺症（重大，7）	179人（2 studies）	RR 0.64（0.07〜5.95）	1,000人中 237人[a]	1,000人中 152人	1,000人中 85人少ない（−220〜+1173）	⊕⊖⊖⊖[c]
Sunnybrook Score（重大，7）	166人（3 studies）	リハビリテーションなしに比べ，最終フォローアップ時点で12.1点（95%CI=3.11-21.0）（100点満点中）改善				⊕⊕⊖⊖[b]

[a] メタアナリシスにおける対照群の中央値より算出
[b] 研究の質，不精確さよりグレードダウンした。
[c] 研究の質，非一貫性，不精確さよりグレードダウンした。

参考文献

1) Teixeira LJ, Valbuza JS, Prado GF. Physical therapy for Bell's palsy（idiopathic facial paralysis）. Cochrane Database Syst Rev. 2011；（12）：CD006283.

2) Morishima N, Kamiya T, Naito Y, et al. Effect of muscle strengthening on peripheral facial palsy：A randomized controlled trial. Phys Ther Res. 2020；23（1）：59-65.

3) Monini S, Buffoni A, Romeo M, et al. Kabat rehabilitation for Bell's palsy in the elderly. Acta Otolaryngol. 2017；137（6）：646-50.

4) Nakamura K, Toda N, Sakamaki K, et al. Biofeedback rehabilitation for prevention of synkinesis after facial palsy. Otolaryngol Head Neck Surg. 2003；128（4）：539-43.

5) Nicastri M, Mancini P, De Seta D, et al. Efficacy of early physical therapy in severe Bell's palsy：a randomized controlled trial. Neurorehabil Neural Repair. 2013；27（6）：542-51.

6) Cai ZG, Shi XJ, Lu XG, et al. Efficacy of functional training of the facial muscles for treatment of incomplete peripheral facial nerve injury. Chin J Dent Res. 2010；13（1）：37-43.

7) Wen C-M, Zhang B-C. Effect of rehabilitation training at different degree in the treatment of idiopathic facial palsy：a randomized controlled comparison. Chinese Journal of Clinical Rehabilitation. 2004；8（13）：2446-7.

8) Beurskens CH, Heymans PG. Mime therapy improves facial symmetry in people with long-term facial nerve paresis：a randomised controlled trial. Aust J Physiother. 2006；52（3）：177-83.

9) Beurskens CH, Heymans PG. Positive effects of mime therapy on sequelae of facial paralysis：stiffness, lip mobility, and social and physical aspects of facial disability. Otol Neurotol. 2003；24（4）：677-81.

10) Beurskens CH, Heymans PG, Oostendorp RA. Stability of benefits of mime therapy in sequelae of facial nerve paresis during a 1-year period. Otol Neurotol. 2006；27（7）：1037-42.

CQ 4-2	末梢性顔面神経麻痺（Bell麻痺，Hunt症候群，外傷性麻痺）に鍼治療は有効か？		
推奨		推奨の強さ	エビデンスの確実性
1）顔面神経麻痺（Bell麻痺，Hunt症候群，外傷性麻痺）患者へ顔面神経麻痺治癒のため，急性期に鍼治療を行うことを弱く推奨する。 ［投票合意率：100.0%（14/14）］		弱い	⊕⊖⊖⊖
2）後遺症が出現した慢性期の顔面神経麻痺（Bell麻痺，Hunt症候群，外傷性麻痺）患者に対し，鍼治療を行うことを弱く推奨する。 ［投票合意率：100.0%（14/14）］		弱い	⊕⊕⊖⊖

Ⅲ

1 背景

　末梢性顔面神経麻痺は鍼灸臨床で治療する頻度の高い疾患で，比較的効果が期待できる疾患として認識されている。しかし，日本顔面神経研究会の『顔面神経麻痺診療の手引き2011年版』では，鍼灸治療はグレードC2で有効性は立証されていないとされていた。さらに海外においてAmerican Academy of Otolaryngology-Head and Neck Surgery（AAO-HNS）の診療ガイドライン（2013年）によると，鍼治療はベネフィットの観点から推奨しないとしている。しかし，2000年以降論文数も増加傾向であり，鍼灸のエビデンスについて再検討が必要となった。

2 解説

　SRの検索結果では，2010年にBell麻痺を対象としたCochrane Reviewがあり[1]，またCochrane Review以外のSRも発表があるが[2-4]，Bell麻痺を対象としたものであった。今回のSR実施に当たってPubMed，医学中央雑誌をデータベース全期間対象に検索を行うとともに，既存のReview[1-4]の組入論文・除外論文（Full screening対象）をスクリーニング対象としてSRを実施した。

　既報のSRが複数あるが，それぞれのSRにおける組入論文が異なっており，SRの再現性が著しく低い領域であった。またResponse rateでメタアナリシスが行われている中国語論文[5-13]については，ほとんどがページ数1～2ページであり，RCTの質の評価がすべて既報のSRでunclearであり，RCTであるか判読ができなかった。中国で行われ英語で報告されている論文2報は[14,15]，中国語で発表された論文とくらべてアウトカム判断がブラインド化されているなど質の高いRCTであった。英語で報告されたRCTの方が，効果が小さい（統計学的な有効性を認めず）点から，中国語で発表された論文は，ブラインド化されていない影響，RCTの質が低いことにより効果を過大に見積もっている可能性や，Publication biasの影響が懸念された。なお国内からは，準ランダム化比較試験の途中経過がFacial Nerve Research Japanに1件報告されており，有効性が示唆されていた[16]。

　後遺症のある患者に対するRCTは韓国とトルコから出版されており[17,18]，ブラインドでのアウトカム評価が実施されるなど質の高いRCTであった。効果は一定みられるが，サンプルサイズが小さいために統合された効果量の95%信頼区間はRisk Ratio＝1をまたぐ形であった。

3 コストや資源，促進阻害要因

　本邦の鍼灸は自費の自由診療が主であり，麻痺の鍼治療では週1〜2回の頻度で治療を行うことが多い。鍼治療は麻痺の回復期から慢性期と，数カ月から数年継続する場合が多く，患者の経済的負担は大きい。しかし，麻痺の鍼治療は自然経過が存在する麻痺において，回復の促進よりも病的共同運動や拘縮の予防・軽減に対して主に施行されている。また，麻痺に付随する首肩こりや頭痛などの不定愁訴にも鍼治療をすることが多いため，医療機関による標準治療と併用する患者も多いのが現状である。したがって鍼灸師が専門医と連携を図りながら，リハビリテーションの知識も持ち，セルフケアの指導も行いながら施術をすることが求められる。なお，顔面神経麻痺に対する鍼灸師の技量，知識，専門を見定めるには，日本顔面神経学会が認定する顔面神経麻痺リハビリテーション指導士の資格の有無をHP等で確認することができる。

4 ワーキンググループ会議

　以前と比べ質の高い論文も出版されており，Cochrane Review（20687071）があるが，メタアナリシスに必要なアウトカムデータがなく実施していない。今後，さらに鍼灸治療の質の高い基礎・臨床研究の推進が期待される。

●SR結果のまとめ（Summary of Findings表）

疾患/対象者：Bell麻痺，Hunt症候群，外傷性麻痺
セッティング：制限なし
介入：鍼治療（灸治療を含む）
対照：鍼治療（灸治療を含む）なし
試験デザイン：ランダム化比較試験

アウトカム（重要性，等級）	対象者数（研究数）	相対効果（95%信頼区間）	期待される絶対効果（95%信頼区間）			エビデンスの確実性
			対照	介入	差	
最終フォローアップ時非治癒（重大，8）※急性期患者	389人（3 studies）	RR 0.93（0.80〜1.08）	1,000人中553人[b]	1,000人中514人	1,000人中39人少ない（−111〜+44）	⊕⊖⊖⊖[d]
治療無反応（重大，6）※急性期患者	801人（9 studies）	RR 0.65（0.55〜0.78）	1,000人中733人[b]	1,000人中476人	1,000人中257人少ない（−330〜−161）	⊕⊖⊖⊖[d]
最終フォローアップ時非治癒（重大，8）※後遺症患者	79人（2 studies）	RR 0.63（0.32〜1.22）	1,000人中450人[b]	1,000人中284人	1,000人中166人少ない（−306〜+99）	⊕⊕⊖⊖[e]
非重篤副作用[a]（重要，2）			1,000人中0人	1,000人中0〜25人[c]	1,000人中0〜25人多い	⊕⊕⊖⊖[f]

※ 急性期治療患者を対象としたRCT，後遺症が出現した患者を対象としたRCTがあったため，それぞれに分けてメタアナリシスを実施した。
[a] Bruising（痣），pain，bleedingなどのうち重篤でないもの。重篤な副作用については発生なしという論文あり。
[b] メタアナリシスにおける対照群の中央値より算出。
[c] 既報より0〜2.52%と報告あり。
[d] 論文の質の低さ（フォローアップ期間の短さ）（serious），不精確さ（very serious）によりグレードダウン。
[e] 不精確さ（very serious）によりグレードダウン。
[f] 副作用を報告した論文が少なく，Publication biasからグレードダウンした。

参考文献

1) Chen N, Zhou M, He L, et al. Acupuncture for Bell's palsy. Cochrane Database Syst Rev. 2010；2010(8)：CD002914.

2) Kim JI, Lee MS, Choi TY, et al. Acupuncture for Bell's palsy：a systematic review and meta-analysis. Chin J Integr Med. 2012；18(1)：48-55.

3) Li P, Qiu T, Qin C. Efficacy of Acupuncture for Bell's Palsy：A Systematic Review and Meta-Analysis of Randomized Controlled Trials. PLoS One. 2015；10(5)：e0121880.

4) Dimitrova A, Murchison C, Oken B. Acupuncture for the Treatment of Peripheral Neuropathy：A Systematic Review and Meta-Analysis. J Altern Complement Med. 2017；23(3)：164-79.

5) Zhu H-Q, Jiang J, Feng L, et al.〔Intractable facial paralysis treated with stellate ganglion block plus electric acupuncture〕. Chinese journal of pain medicine〔Internet〕. 2004；5：263.

6) Shao SF WZ, Wang L. Acupuncture treatment combined with Western medicine for peripheral facial nerve paralysis of 58 cases. New Med (Chinese). 1999；01：16.

7) Yang CD BJ, Zhang ZJ, Song JC. Observations on the efficacy of combined acupuncture and medication for treating in 320 cases of facial paralysis. Sci Tech Info Gansu (Chinese). 2006；35：240-1.

8) Dai FY, Zhang YY. Acupuncture point-penetrating method combined with the glucocorticoid for bell palsy of 36 cases. Zhejiang J Tradit Chin Med (Chin). 2009；44：444.

9) Wang LM. Clinical observation on acupuncture combined medicine treatment for acute idiopathic facial paralysis. J Sichuan Tradit Chin Med (Chin). 2007；25：109-10.

10) Zhu LJ. Observations on the efficacy of combined acupuncture and medication for treating the acute stage of peripheral facial paralysis. Shanghai J Acupunct Moxibust (Chin). 2006；25：17-8.

11) Li Jiangping. Comparison the eHicacy between acupuncture and manipulation for Bell's palsy. Chinese Clinical Medicine Research. 2005；11(12)：1715-6.

12) Ma Zubin. Clinical observations on acupuncture and moxibustion treatment of HIV positive peripheral facial paralysis. Shanghai Journal of Acupuncture and Moxibustion. 2004；23(10)：19-20.

13) Yang Guangyi. Comparison of the eHicacy between acupuncture and therapy apparatus for Bell's palsy. Journal of Clinical Acupuncture and Moxibustion. 2001；17(8)：28-9.

14) Tong FM, Chow SK, Chan PY, et al. A prospective randomised controlled study on efficacies of acupuncture and steroid in treatment of idiopathic peripheral facial paralysis. Acupunct Med 2009；27：169-73.

15) Liang F, Li Y, Yu S, et al. A multicentral randomized control study on clinical acupuncture treatment of Bell's palsy. J Tradit Chin Med. 2006；26(1)：3-7.

16) 岡村由美子，新井寧子，荒牧元，他．置針を併用した顔面神経麻痺の初期治療―続報―．Facial N Res Jpn. 2000；20：123-5.

17) Öksüz CE, Kalaycıoğlu A, Uzun Ö, et al. The Efficacy of Acupuncture in the Treatment of Bell's Palsy Sequelae. J Acupunct Meridian Stud. 2019；12(4)：122-30.

18) Kwon HJ, Choi JY, Lee MS, et al. Acupuncture for the sequelae of Bell's palsy：a randomized, controlled trial. Trials. 2015；16：246.

Ⅲ

CQ 4-3	顔面神経麻痺後遺症（病的共同運動，顔面拘縮）にボツリヌス毒素は有効か？		
推　奨		推奨の強さ	エビデンスの確実性
顔面神経麻痺（Bell麻痺，Hunt症候群，外傷性麻痺）の後遺症患者に対し，ボツリヌス毒素治療を行うことを弱く推奨する。 ［投票同意率：100.0%（14/14）］		弱い	⊕⊖⊖⊖

1 背景

　顔面神経麻痺後遺症は，麻痺後の神経再生時に隣接する部位に軸索が迷入する神経過誤支配（病的共同運動）や，麻痺による顔面神経核の興奮性亢進・神経過誤支配による顔面運動の反復（顔面拘縮）が発症のメカニズムと考えられている。

　ボツリヌス毒素は末梢の神経筋伝達を阻害する神経毒素であり，この筋弛緩作用を利用して病的共同運動・顔面拘縮の治療に用いられる。

2 解説

　ボツリヌス毒素治療の効果は治療後数日から2週間ほどで発現し，3～4カ月持続したのち消退する。そのため，ボツリヌス毒素治療は後遺症に対する対症療法であり根本治療ではないが，症状の制御には有効である[1-3]。ボツリヌス毒素治療の効果が続いている間にリハビリテーションを組み合わせることにより，後遺症そのものを軽減できる可能性もある[4]。

　ボツリヌス毒素治療の適応は，何らかの顔面神経麻痺後遺症があれば適応となるが，残存麻痺が柳原法で30点以上である症例のほうが望ましい。また，顔面神経麻痺の回復および後遺症が固定されてから施行されるべきであるため，ボツリヌス毒素治療の時期は麻痺発症後1年以降が望ましい。

3 コストや資源，促進阻害要因

　顔面神経領域において，ボツリヌス毒素治療の本来の保険適用は「片側顔面痙攣」である。病的共同運動などに使われるボツリヌス毒素は20単位以上となることは少ないため，50単位/瓶のボツリヌス毒素で十分であるが，薬価は35,620円/瓶であり，処置料などを含めると自己負担は3割でも13,000～14,000円になり，高額である。今後は20～25単位/瓶程度の少量規格の製品が望まれる。

　ボツリヌス毒素治療を施行するにあたっては，医師が所定の講習・実技セミナーを受講し，資格を取得する必要があるため，施行できる施設は限られている。また，投与前には1例ずつ登録することも必要である。

4 ワーキンググループ会議

　エビデンスレベルは高くないが，プラセボ・無治療を比較としたRCTは小規模3論文がSRの結果採用された。エビデンスの質はLow～Very lowであり，全員一致（14/14）でボツリヌス毒素治療を弱く推奨することとなった。

●SR結果のまとめ（Summary of Findings 表）

疾患/対象者：Bell 麻痺，Hunt 症候群，外傷性麻痺後の後遺症（病的共同運動，不随意運動）患者
セッティング：制限なし
介入：ボツリヌス毒素
対照：ボツリヌス毒素なし
試験デザイン：ランダム化比較試験

アウトカム（重要性，等級）	対象者数（研究数）	相対効果（95%信頼区間）	期待される絶対効果（95%信頼区間）			エビデンスの確実性
			対照	介入	差	
Facial Grading score（重大，8）	34人（1 study）	ボツリヌス毒素投与群において，対照群にくらべFacial Grading score（0, complete palsy～100, normal）で3.7点（95%CI＝−11.8-4.4, p＝0.37）改善				⊕⊕⊖⊖ a)
Synkinesis Physician Grading Scale（重大，8）	20人（1 study）	ボツリヌス毒素投与群において，対照群にくらべSunnybrook score の synkinesis 評価（（0, normal～15, severe）で4.2点（95%CI＝3.1-5.4, p＜0.01）改善				⊕⊕⊖⊖ a)
Synkinesis Physician Grading Scale（重大，8）	30人（1 study）	ボツリヌス毒素投与群において，対照群にくらべSynkinesis Physician Grading scale（0, normal～6, very severe）で1.6点（95%CI＝0.4-2.8, p＝0.01）改善				⊕⊖⊖⊖ b)
非重篤副作用（重要，2）	30人（1 study）	15例中ドライアイ2例，流涙2例，複視1例				⊕⊕⊖⊖ a)

a) 論文の不精確さ，出版バイアス（単一試験）からグレードダウンした。
b) 研究の質，論文の不精確さ，出版バイアス（単一試験）からグレードダウンした。

参考文献

1) Pourmomeny AA, Asadi S, Cheatsaz A. Management of Facial Synkinesis with a Combination of BTX-A and Biofeedback：A Randomized Trial. Iran J Otorhinolaryngol. 2015；27（83）：409-15.

2) Monini S, De Carlo A, Biagini M, et al. Combined protocol for treatment of secondary effects from facial nerve palsy. Acta Otolaryngol. 2011；131（8）：882-6.

3) Borodic G, Bartley M, Slattery W, et al. Botulinum toxin for aberrant facial nerve regeneration：double-blind, placebo-controlled trial using subjective endpoints. Plast Reconstr Surg. 2005；116（1）：36-43.

4) Azuma T, Nakamura K, Takahashi M, et al. Mirror biofeedback rehabilitation after administration of single-dose botulinum toxin for treatment of facial synkinesis. Otolaryngol Head Neck Surg. 2012；146（1）：40-5.

Ⅲ

CQ 4-4　末梢性顔面神経麻痺に星状神経節ブロックは有効か？		
推　奨	推奨の強さ	エビデンスの確実性
顔面神経麻痺に対する星状神経節ブロックの推奨を保留とする。	N/A	N/A

1　背景

　末梢性顔面神経麻痺に対する星状神経節ブロック（SGB）は，1960年代よりペインクリニック領域で開始された。本邦では，1973年の若杉の報告[1]により普及し，現在でもペインクリニック学会治療指針[2]に適応が記載されている。顔面神経麻痺に対するSGB治療が開始されてから半世紀が経過したことになる。顔面神経麻痺に対するSGBは日本を含むアジア圏で施行されているが，米国では適応疾患としての認識がない[3]。

　SGBはその血管拡張作用により虚血の改善，浮腫の消退，抗炎症効果をもたらすことから，理論的には神経障害を最小限に抑え，再生を促進させる効果が期待できる。そのため，ステロイドの有効性が推奨される現在でもペインクリニック領域では治療手段の1つとして施行されている。

2　解説

　今回のガイドライン作成にあたり，SGBに関する論文検索を行ったが，エビデンスレベルの高い論文（SR）を見つけることができなかった。

　確かに神経ブロック療法の有効性に関して，二重盲検ランダム化比較臨床試験で検討する場合，手技に侵襲性があること，効果薬剤（局所麻酔薬）と非効果薬剤（生理食塩水など）で比較する必要があること，さらに効果判定の問題点などから臨床試験上困難さを伴う。また有痛性疾患の場合は神経ブロックにより即時疼痛緩和を得ることが可能であり，エビデンスレベルが高くなくとも臨床的な適応を評価することができるが，顔面神経麻痺のような非有痛性疾患では評価が難しい。

　エビデンスレベルは低いものの，1970年代以降には本邦を中心に症例集積研究・症例報告などが多数報告されており，多くはSGBの有効性を示唆している。このうちSGB単独の効果を示す報告[4]は少なく，ステロイドを併用する報告が多い[5]。一方でSGBの合併症のリスクを危惧する報告[6]や否定的な報告[7]も散見される。

　ステロイドに伴う副作用のために投与をためらう糖尿病患者に対してSGBの有効性を示唆する論文もあり[8]，実施が難しい幼少児などを除き，薬剤投与に配慮を要する妊娠期にも問題なく実施できる利点があることは留意すべきである。

　SGBの重篤な合併症は血腫形成や血管内注入であるが，近年超音波ガイド下の手技も確立されており，合併症の頻度は軽減していると考えられる。

　SGBは本邦では長い歴史を持つ治療法である。2014年のペインクリニックを行う施設へのアンケート調査では，顔面神経麻痺の第一選択治療としてSGBを行う施設は59.0%であった[9]。そのため現在でもペインクリニックでは有効な治療手段と考えて施行している施設も多いことがうかがわれ，エビデンスを求めた臨床研究が行われている。ペインクリニック学会治療指針にも記載されている通り，患者のベネフィットとリスクを十分に考慮した上で行う治療法と考えられる。

③ コストや資源，促進阻害要因

使用する局所麻酔薬は安価である。超音波ガイド下で施行する場合，超音波装置が必要となる。抗凝固薬や抗血小板薬使用中の患者には禁忌となる。

④ ワーキンググループ会議

SRがないことから，現時点では推奨を保留することになった。

参考文献

1) 若杉文吉. 顔面神経麻痺の星状神経節ブロック療法. 日本医事新報. 1973；2576：25-32.
2) ペインクリニック学会治療指針検討委員会編. Ⅳ-F-16末梢性顔面神経麻痺. ペインクリニック治療指針 改訂第6版. 2019；193-4.
3) Gronseth GS, Paduga R. Evidence-based guideline update：steroids and antivirals for Bell palsy：report of the Guideline Development Subcommittee of the American Academy of Neurology. Neurology. 2012；79：2209-13.
4) 福本慈，亀井大輔，竹村博，他. 多変量解析を用いた末梢性顔面神経麻痺患者の予後因子の検討. Facial N Res Jpn. 2010；30：51-3.
5) 信太賢治，竹村博，小林玲音，他. 当院ペインクリニック外来における末梢性顔面神経麻痺診療の現状　過去5年間における症例の検討から星状神経節ブロックの有効性を探る. Facial N Res Jpn. 2017；36：112-4.
6) 北原雅樹. 耳鼻咽喉科疾患とペインクリニック. 耳鼻咽喉科展望. 2016；59：262-8.
7) 日本神経治療学会. 標準的神経治療　Bell 麻痺. 神経治療. 2008；4：171-85.
8) Gang L, Jue H, Tao W, et al. The Therapeutic Effect of Stellate Ganglion Block on Facial Nerve Palsy in Patients with Type 2 Diabetes Mellitus. Eur Neurol. 2015；74：112-7.
9) 西山隆久，福井秀公，岩瀬直人，他. 星状神経節ブロックに関するアンケート調査結果報告. ペインクリニック. 2014；35：196-203.

Ⅲ

C Q 4-5	末梢性・非回復性顔面神経麻痺に形成外科的手術は有効か？		
推 奨		推奨の強さ	エビデンスの確実性
末梢性・非回復性顔面神経麻痺の患者に対し，形成外科的手術を行うことを弱く推奨する。　　　　　　　　　[投票合意率：100.0%（11/11）]		**弱い**	$\oplus\ominus\ominus\ominus$

① 背景

Bell 麻痺やHunt 症候群といったウイルス性麻痺は，保存的加療によって通常回復を認めるが，重度麻痺に伴う不完全治癒により非回復性の麻痺症状が残存することもあり，重度な外傷性麻痺例では回復を認めない症例も存在する。非回復性麻痺により形態的な偏位や動きの左右差が明らかな場合には，形成外科的手術による治療を考慮するが，症状の部位や程度により様々な術式が存在するため，その有効性に対する検討が必要と考えられた。

② 解説

末梢性・非回復性顔面神経麻痺に対する形成外科的手術は，頬部の笑いの再建を中心とした動的再建術と形態改善を目的とした静的再建術に分かれる。動的再建は麻痺の時期や程度により，遊離筋肉移植術，筋肉移行術，神経移行術・移植術といった術式が適応されるが，使用する筋肉や力源となる運動神

経，神経の縫合法などに様々な手法が存在する。

　研究報告は外科的手術の有効性に関するものがほとんどになるため，RCTは存在せず，症例集積研究が中心となる。そのため，代表的な術式に関し，Bell麻痺やHunt症候群といったウイルス性麻痺も含めた10例以上の症例数を有し，客観的な定量評価法を用いて術後1年以上の経過観察を施行している報告を抽出した[1-7]。

　最も代表的な笑いの再建手法となる遊離薄筋移植については，SRが存在し，31文献における1,647症例の中から，項目ごとにメタアナリシスを施行し，その有効性を検討している[1]。中でも笑顔時の筋収縮による口唇部の可動性について，6文献で定量評価されており，167症例の平均で7.5mmの可動が得られ，一般に意味を持つ可動距離とされる3mmよりも大きな動きが再建できていた[1]。また，個別の遊離薄筋弁移植の報告では，遊離薄筋移植の与える生活の質（QOL）への影響を検討した報告もあり，水を飲む際の困難さの改善といった機能面の向上に加え，孤独感や心の平穏さといった社会性の大幅な向上を認め，全般的なQOLの向上が顕著であった[4]。側頭筋の筋肉移行術（lengthening temporalis myoplasty）についても，SMILE systemを使用した定量的な客観評価が施行され，安定した顔面形態の改善に加え，QOLの改善にも大きく寄与することが報告されている[5]。

　神経移行術については，ウイルス性麻痺では保存的加療後の不全麻痺例（不完全治癒例）がその対象になり得るが，健側顔面神経への交叉神経移植と咬筋神経移行を比較した報告では（28症例中20例がウイルス性麻痺後），双方の術式で口角の形態や動きに術後改善を認め，咬筋神経移行の方がより効果的であったとしている[6]。

　また，静的再建は特に眼瞼周囲の再建に用いられるが，下眼瞼への長掌筋移植による吊り上げと上眼瞼へのゴールドプレートやスプリング移植を行った58例のまとめでは，80％以上の症例で，年齢や麻痺の長さに関係なく，治療経過が良好以上と判断され，効果的な治療と考えられた[7]。

　このように，形成外科的手術は，どの術式においても術後の改善が顕著で，末梢性・非回復性顔面神経麻痺に対する治療として有用と考えられた。

③ コストや資源，促進阻害要因

　顔面神経麻痺に対する再建術は保険適用になっており，静的再建は19,110点，動的再建は64,350点である。また，遊離筋弁移植による再建がなされた場合には，105,800点での算定となり，神経移植や筋膜移植を行った場合には，合わせての算定が可能である。一部の静的再建術を除いては，入院の上全身麻酔下での手術が必要になり，患者の直接費用については，高額医療費制度の対象になると思われる。専門性の高い再建手術であるため，施行可能な施設は限られる傾向にある。

④ ワーキンググループ会議

　ワーキンググループ会議においても，症例集積研究を主とした評価になること，術式や評価の多様性について理解が得られ，推奨について異論を認めなかった。

●SR結果のまとめ（Summary of Findings表）

疾患/対象者：末梢性・非回復性顔面神経麻痺（Bell麻痺，Hunt症候群，外傷性麻痺後を含む）患者
セッティング：制限なし
介入：形成外科的手術（遊離筋肉移植術，筋移行術，神経移行術，筋膜移植術）
対照：なし
試験デザイン：症例集積研究

アウトカム（重要性，等級）	対象者数（研究数）	相対効果（95%信頼区間）	期待される絶対効果（95%信頼区間）			エビデンスの確実性
			対照	介入	差	
Quantitative outcome measures[a]（重大，8）	167筋弁[b]（6 studies）	遊離薄筋移植により頬部笑顔時の筋滑走において7.5 mm（95%CI=-6.0〜9.0，<0.001）の動きを認めた。				⊕⊖⊖⊖[c]
FACE-gram（重大，8）	124人[c]（1 study）	頬部への遊離薄筋弁移植で麻痺側の動きは平均-0.86 mmから7.8 mmに改善（健側は7.2 mm）。				⊕⊖⊖⊖[d]
FACIAL CLIMA（重大，8）	47人[c]（1 study）	遊離薄筋弁移植を交叉神経移植を介して健側の顔面神経に繋いだ群（G1）と患側の咬筋神経に繋いだ群（G2）に分けて定量的評価も含め比較検討した。どちらの群でも改善を認めたが，咬筋神経に繋いだG2の方がより良好な移植筋の動きと笑顔時の対称性を認めた。				⊕⊖⊖⊖[d]
QOL Facial Disability Index（FDI）questionnaires	42人[c]（1 study）	健側顔面神経への交叉神経移植を介して遊離薄筋弁移植による笑いの再建により術前平均29.0（Range 19〜45）点から術後36.5（Range 22〜49）点まで改善（p=0.001）。				⊕⊖⊖⊖[d]
FACIAL CLIMA（重大，8）	28人[c]（1 study）	健側顔面神経への交叉神経移植（10例）または咬筋神経移行（18例）により術後鼻唇溝部の偏位や動きの改善を認めた。Spontaneous smileは交叉神経移植の方が良好に認めたが，咬筋神経移行の方がより良好な改善を認め，満足度も高かった。				⊕⊖⊖⊖[d]
SMILE system, QOL Facial Disability Index（FDI：Questionnaire）（重大，8）	11人[d]（1 study）	Lengthening temporalis myoplastyによる動的再建により，SMILE systemで静止時・笑顔時の顔面形態の改善あり。FDI術前33.4（95%CI=28.25-38.66）から術後49.9（95%CI=47.21-52.60）に改善				⊕⊖⊖⊖[d]
Length of Scleral show, Lagophthalmos（重大，8）	58人[d]（1 study）	麻痺性兎眼に対し，下眼瞼の長掌筋腱移植のみ，または上眼瞼にゴールドプレートまたはスプリングの挿入を施行。80%以上の症例で，50%以上の兎眼やScleral showが改善				⊕⊖⊖⊖[d]

[a] 次の4つの定量的な評価を各々の論文で用いて評価したFACIAL CLIMA, the Scaled Measurement of Improvement in Lip Excursion（SMILE）, and the Face MS. 768 896
[b] 30論文のSR論文中にある，頬部の動きを定量評価した6論文に対するメタアナリシスのデータを採用した。
[c] 不精確さからグレードダウンした。
[d] 研究の質，論文の不精確さ，出版バイアス（単一試験）からグレードダウンした。

参考文献

1) Roy M, Corkum JP, Shah PS, et al. Effectiveness and safety of the use of gracilis muscle for dynamic smile restoration in facial paralysis : A systematic review and meta-analysis. J Plast Reconstr Aesthet Surg. 2019 ; 72（8）: 1254-64.

2) Bhama PK, Weinberg JS, Lindsay RW, et al. Objective outcomes analysis following microvascular gracilis transfer for facial reanimation : a review of 10 years' experience. JAMA Facial Plast Surg. 2014 ; 16（2）: 85-92.

3) Hontanilla B, Marré D, Cabello Á. Facial reanimation with gracilis muscle transfer neurotized to cross-facial nerve graft versus masseteric nerve：a comparative study using the FACIAL CLIMA evaluating system. Plast Reconstr Surg. 2013；131 (6)：1241-52.

4) Bianchi B, Ferri A, Poddi V, et al. Facial animation with gracilis muscle transplant reinnervated via cross-face graft：Does it change patients' quality of life？J Craniomaxillofac Surg. 2016；44 (8)：934-9.

5) Panciera DT, Sampieri C, Deganello A, et al. Lengthening Temporalis Myoplasty：Objective Outcomes and Site-Specific Quality-of-Life Assessment. Otolaryngol Head Neck Surg. 2017；157 (6)：966-72.

6) Hontanilla B, Olivas J, Cabello Á, et al. Cross-Face Nerve Grafting versus Masseteric-to-Facial Nerve Transposition for Reanimation of Incomplete Facial Paralysis：A Comparative Study Using the FACIAL CLIMA Evaluating System. Plast Reconstr Surg. 2018；142 (2)：179e-91e.

7) Terzis J, Kyere S. Minitendon Graft Transfer for Suspension of the Paralyzed Lower Eyelid：Our Experience. Plast Reconstr Surg. 2008；121 (4)：1206-16.

CQ 4-6　顔面神経麻痺後遺症（病的共同運動，顔面拘縮）に形成外科的手術は有効か？

推 奨	推奨の強さ	エビデンスの確実性
顔面神経麻痺後遺症（病的共同運動，拘縮）患者に対し，形成外科的手術を行うことを弱く推奨する。 ［投票合意率：100.0%（12/12）］	弱い	⊕⊖⊖⊖

1 背景

　Bell麻痺やHunt症候群などのウイルス性顔面神経麻痺の後遺症として問題となりやすい病的共同運動・顔面拘縮は，麻痺発症後6カ月頃より徐々に出現し，発症後1年程度でプラトーに達する。いったん発症し慢性化した病的共同運動・顔面拘縮は難治性であり，自然回復はほぼ期待できない。

　病的共同運動・拘縮に対しての治療は，ボツリヌス毒素の使用やリハビリテーションなどの保存的治療と，外科的治療法（形成外科的手術）に大別される。本CQでは形成外科的手術の有効性に関する検討を行った。

2 解説

　病的共同運動・顔面拘縮に対する形成外科的手術は対象となる部位や術式が多様であり，本CQにおいて一つの術式・部位に限った検討は困難であった。

　眼窩周囲[1,2]，頰部・口角[3-5]，下口唇，頸部[6] の各部位に対して，表情筋の切除・減量，支配神経の選択的切除・切断，神経移植術，神経移行術，遊離筋肉移植術などの様々な術式・治療法が報告されている。

　研究報告は外科的手術の有効性に関するものがほとんどになるため，RCTは存在せず，症例集積研究が中心となる。そのため，代表的な術式に関し，Bell麻痺やHunt症候群といったウイルス性麻痺も含めた10例以上の症例数を有し，すでに広く用いられている評価法，もしくは適切と考えられる客観的評価法を用いて術後1年以上の経過観察を施行している報告を抽出し，評価に用いた。各部位別の手術術式やその結果を以下に示す。

① 眼窩周囲

　10人の患者を対象に眼輪筋支配神経の選択的切断または切除を行い，術前後の安静時（術前74.0%→

術後89.6％）ならびにmaximum smile時（術前43.5％→術後81.0％）の瞼裂比を評価，有意な改善を得た[1]。また，11人の患者を対象に眼輪筋並びに支配神経を切除することで，術前後のSunnybrookスコア中のsynkinesisスコアが術前7.9から術後3.4へ有意に改善した[2]。

② 頬部・口角

病的共同運動を有する合計70人の患者を重症度別に4つに分類，大多数の症例（56例）で表情筋の広範な切除，遊離筋肉移植術を行い，術前後のSmile score（5段階），Synkinesis grading（3段階）比較でほぼ全例で改善を得た[3]。18人の患者を対象に患側の頬骨筋への枝を切断，咬筋神経を移行。二期的な顔面交差神経移植と組み合わせて共同運動の著明な減少，ほぼ全例でHouse-Brackmannスコア一段階以上の改善を得ている[4]。また，顔面交差神経移植を11人の患者に施行，病的共同運動の改善を得たとの報告もされている[5]。

③ 下口唇～頸部

口角下制筋ならびに広頸筋に対する選択的神経切除術を63例に行い，術前後の比較でHouse-Brackmannスコアが3.7から2.6へ，eFaCEスケールの大部分の項目で有意な改善が得られている[6]。

以上のように，術式・部位は報告により異なるものの，いずれも大きな合併症はなく優れた効果が得られており，顔面神経麻痺後遺症（病的共同運動，拘縮）患者に対する形成外科的手術は有用と考えられた。

③ コストや資源，促進阻害要因

本項で用いられる手術に関しては本邦において全て保険適用となっており，K011 顔面神経麻痺形成手術（1. 静的なもの 19,110点　2. 動的なもの 64,350点），K017 遊離皮弁術（2. その他の場合 105,800点），K020 自家遊離複合組織移植術（131,310点），K182 神経交差縫合術（2. その他のもの 46,180点），K198 神経移植術（23,520点）といった比較的保険請求点数の高いものが多い。局所麻酔で施行可能な手技もあるが，全身麻酔下で行われるような手術に関しては，保険適用ではあっても患者の直接負担については，高額医療費制度の対象になることも多いと思われる。いずれも専門性の高い再建手術であるため，施行可能な施設は限られる傾向にある。

④ ワーキンググループ会議

ワーキンググループ会議においても，症例集積研究を主とした評価になること，術式や評価の多様性について理解が得られ，推奨について異論を認めなかった。

● SR結果のまとめ (Summary of Findings表)

疾患/対象者：顔面神経麻痺後遺症（病的共同運動，拘縮）（Bell麻痺，Hunt症候群，外傷性麻痺後を含む）患者
セッティング：制限なし
介入：形成外科的手術（選択的筋・神経切断，神経移植，遊離筋肉移植など）
対照：術前スコア
試験デザイン：症例集積研究，術前との比較が適切に行われている（術後12カ月以上のフォローアップ，広く用いられている評価法もしくは適切と認められる評価法。定量評価であればなお良い）

アウトカム（重要性，等級）	対象者数（研究数）	相対効果（95%信頼区間）	期待される絶対効果（95%信頼区間）			エビデンスの確実性
			対照	介入	差	
瞼裂比[a]	10人[b]（1 study）	眼輪筋を支配する枝を対象とした選択的神経切除により笑い時43.5%から81.0%，安静時74.0%から89.6%，9/10例に改善				⊕⊖⊖⊖[e]
Sunnybrook（synkinesisの部分）	11人[b]（1 study）	眼輪筋と，それを支配する頬骨枝も切除。眼瞼周囲の病的共同運動が軽減した（Sunnybrookの共同運動部分で平均4.5点の改善）。				⊕⊖⊖⊖[e]
Smiling Score, Synkinesis grading system, 患者満足度（重大，8）	70人[c]（1 study）	合計70人の患者を重症度別に4つに分類。多くの症例（56例）で表情筋の切除，遊離筋肉移植を行っている。笑いのスコア（5段階），共同運動のスコア（3段階），患者満足度にて改善。				⊕⊖⊖⊖[e]
Modified HB	18人（1 study）	ほぼ全例でHBスコアで1段階の改善（Ⅳ→Ⅲ，Ⅲ→Ⅱ）を得た。				⊕⊖⊖⊖[e]
（Sunnybrook）Toronto Facial Grading System	11人[b]（1 study）	CFNGを行い，病的共同運動の改善を得た。スコアは53.6から73.2へ有意に改善。				⊕⊖⊖⊖[e]
HBスコアeFACE[d]（重大，8）	63人[b]（1 study）	口角下制筋，広頸筋の領域の選択的神経切除により16項目の定量評価のうち，synkinesisに関する項目を中心に有意な改善あり。				⊕⊖⊖⊖

a) 健側に対する患側の瞼裂の比。
b) 不精確さからグレードダウンした。
c) 70人中56人にのみ遊離筋肉移植を施行，その他は眼輪筋の減量等を行っている。
d) eFACE：16項目のスライディングバーによる半定量評価システム。
e) 研究の質，論文の不精確さ，出版バイアス（単一試験）からグレードダウンした。

参考文献

1) Azizzadeh B, Irvine LE, Diels J, et al. Modified Selective Neurectomy for the Treatment of Post-Facial Paralysis Synkinesis. Plast Reconstr Surg. 2019；143：1483-96.

2) Chuang DC, Chang TN, Lu JC. Postparalysis facial synkinesis：clinical classification and surgical strategies. Plast Reconstr Surg Glob Open. 2015；3：e320.

3) van Veen MM, Dusseldorp JR, Hadlock TA. Long-term outcome of selective neurectomy for refractory periocular synkinesis. Laryngoscope. 2018；128：2291-5.

4) Biglioli F, Kutanovaite O, Rabbiosi D, et al. Surgical treatment of synkinesis between smiling and eyelid closure. J Craniomaxillofac Surg. 2017；45：1996-2001.

5) Yoshioka N. Selective orbicularis neuromyectomy for postparetic periocular synkinesis. J Plast Reconstr Aesthet Surg. 2015；68：1510-5.

6) Zhang B, Yang C, Wang W, et al. Repair of ocular-oral synkinesis of postfacial paralysis using cross-facial nerve grafting. J Reconstr Microsurg. 2010；26：375-80.

IV システマティック
レビュー・サマリー

システマティックレビューチームによる作業過程

　システマティックレビュー（SR）チームにおいて診療ガイドライン作成グループが作成した18個の
CQに対し，SR実施にあたっていくつかのCQを統合し，最終的に8つのSRを実施した。

表Ⅳ-Ⅰ　CQと対応するシステマティックレビュー

SR No	SR内容	対象CQ	
		CQ No	CQ内容
SR1-1	Bell麻痺に対して通常量のステロイド全身投与は，ステロイド全身投与を行わない場合に比べ，治癒率を向上させるか？	CQ1-1	Bell麻痺に通常量のステロイド全身投与は有効か？
SR1-2	Hunt症候群に対して通常量のステロイド全身投与は，ステロイド全身投与を行わない場合に比べ，治癒率を向上させるか？	CQ2-1	Hunt症候群に通常量のステロイド全身投与は有効か？
SR1-3	外傷性麻痺に対してステロイド全身投与は，ステロイド全身投与を行わない場合に比べ，治癒率を向上させるか？	CQ3-1	外傷性麻痺にステロイド全身投与は有効か？
SR2-1	Bell麻痺，Hunt症候群に対してステロイド大量療法はステロイド通常量と比べ，治癒率を向上させるか？	CQ1-2	Bell麻痺に高用量のステロイド全身投与は有効か？
		CQ2-2	Hunt症候群に高用量のステロイド全身投与は有効か？
SR3-1	Bell麻痺，Hunt症候群に対してステロイド鼓室内投与はステロイド鼓室内投与を行わない場合に比べ，治癒率を向上させるか？	CQ1-3	Bell麻痺にステロイド鼓室内投与は有効か？
		CQ2-3	Hunt症候群にステロイド鼓室内投与は有効か？
SR4-1	Bell麻痺に対してステロイド全身投与への抗ウイルス薬投与併用は，併用しない場合に比べ治癒率を向上させるか？	CQ1-4	Bell麻痺に抗ウイルス薬をステロイド全身投与に併用することは有効か？
SR4-2	Hunt症候群に対して抗ウイルス薬投与併用は，併用しない場合に比べ治癒率を向上させるか？	CQ2-4	Hunt症候群に抗ウイルス薬は有効か？
SR5-1	末梢性顔面神経麻痺（Bell麻痺，Hunt症候群，外傷性麻痺）に対して顔面神経減荷術は，顔面神経減荷術を行わない場合に比べ，治癒率を向上させるか？	CQ1-5	Bell麻痺に顔面神経減荷術は有効か？
		CQ2-5	Hunt症候群に顔面神経減荷術は有効か？
		CQ3-2	外傷性麻痺に顔面神経減荷術は有効か？
SR6-1	末梢性顔面神経麻痺に対して鍼治療は，鍼治療を行わない場合に比べ，治癒率を向上させるか？	CQ4-2	末梢性顔面神経麻痺（Bell麻痺，Hunt症候群，外傷性麻痺）に鍼治療は有効か？
SR7-1	末梢性顔面神経麻痺に対してリハビリテーション治療は，リハビリテーション治療を行わない場合に比べ，治癒率を向上させるか？	CQ4-1	末梢性顔面神経麻痺（Bell麻痺，Hunt症候群，外傷性麻痺）にリハビリテーション治療は有効か？
SR8-1	顔面神経麻痺後遺症（病的共同運動，顔面拘縮）にボツリヌス毒素の投与は治癒率が向上するか？	CQ4-3	顔面神経麻痺後遺症（病的共同運動，顔面拘縮）にボツリヌス毒素は有効か？
SR9-1	末梢性顔面神経麻痺に星状神経節ブロックは，星状神経節ブロックを行わない場合に比べ，治癒率を向上させるか？	CQ4-4	末梢性顔面神経麻痺に星状神経節ブロックは有効か？

SR10-1	末梢性・非回復性顔面神経麻痺に形成外科的手術は有効か？	CQ4-5	末梢性・非回復性顔面神経麻痺に形成外科的手術は有効か？
SR10-2	顔面神経麻痺後遺症（病的共同運動，顔面拘縮）に形成外科的手術は有効か？	CQ4-6	顔面神経麻痺後遺症（病的共同運動，顔面拘縮）に形成外科的手術は有効か？

SR 1-1　Bell麻痺に対して通常量のステロイド全身投与は，ステロイド全身投与を行わない場合に比べ，治癒率を向上させるか？

【適格基準】

Patient	臨床上Bell麻痺と診断された患者。他の疾患が含まれる場合，Bell麻痺患者のみ抽出できる場合，もしくは対象患者が80％以上含まれる場合を組み入れる。 性別：指定なし，年齢：指定なし
Intervention	ステロイド全身投与。初回投与量がプレドニゾロン換算100 mg/day以上の，いわゆる大量療法は除外する。投与薬剤の種類や投与期間については問わない。
Control	プラセボまたは無治療
Design	ランダム化比較試験［ランダム化は個人または施設単位（クラスターRCT）］。 各群10人以下，または各群の人数が不明のRCTは除外する。

【既存SRの利用（GRADE adaption）】

　既存のSR検索により関連するCochrane Reviewがあり[1]，既存のCochrane Reviewを利用する形でSRを行った。Cochrane Reviewの検索が古かったため検索を2021年3月まで含む形で再度実施した。また論文の組み入れについては，Cochrane Reviewで組み入れ・除外されたものおよび新たな検索により確認された論文について適格基準を満たすか判断を実施し，適格基準を満たした論文についてデータ抽出を行った。

【検索式/検索結果】

　PubMedおよび医学中央雑誌を対象に下記の検索式を用いて検索を行った。

Data source：PubMed（検索日 2021/11/2）

	検索語	Hit数
#1	"Facial Nerve Diseases" [MeSH] or "Facial Paralysis" [MeSH] or "Hemifacial Spasm" [MeSH]	29,575
#2	(bell* or facial* or hemifacial* or cranial*) and (pals* or paralys* or paresi* or spasm*)	32,965
#3	#1 or #2	46,471
#4	"steroids" [MeSH] or "Adrenocorticotropic Hormone" [Mesh] or "Adrenal Cortex Hormones" [MeSH] or "Prednisone" [MeSH] or "Prednisolone" [MeSH] or "Glucocorticoids" [MeSH] or "Cortisone" [MeSH]	988,029
#5	corticosteroid* or adrenocorticotroph* or prednisone or prednisolone or glucocorticoid* or cortisone or methylprednisone	363,440
#6	#4 or #5	1,088,575

#7	Cochrane RCT filter (sensitivity-maximizing 2008 version)	
#8	#3 and #6 Filters：from 2016 - 2021	226

Data source：医学中央雑誌 Web 版（検索日 2021/11/2）

	検索語	Hit 数
#1	［Bell 麻痺］/TH OR Bell 麻痺	1,849
#2	［ランダム化比較試験］/TH	54,630
#3	#1 AND #2	14

【検索結果および組入論文の特徴】

　既存 SR における組入候補論文が 21 件，各データベースから合計 240 件の論文が組入候補論文があり，そのうち 6 件の論文が適格基準を満たした。各論文の特徴は下記の通りであった。

組入論文

	Austin 1993[2]	Engström 2008[3]	May 1976[4]	Sullivan 2007[5]	Taverner 1954[6]	Unüvar 1999[7]
人数（ランダム化）	107	839	51	551	26	42
人数（解析人数）	53	829	51	496	26	42
男性割合	51.3%	41.1%	54.9%	51.0%	Not provided	52.0%
平均年齢（範囲）	36.8 (18〜71)	40.0 (31〜54)	Not provided	44.0	39.9 (12〜76)	56.9
重症度（平均）	4.4 (HB)	4 (median)	Not provided	3.6 (HB)	Not provided	HB 5〜6
治療までの日数	Unclear	≦72 hr	≦48 hr	≦72 hr	≦10 days	≦72 hr
ステロイド投与量（プレドニゾロン換算） 　初回投与量 mg 　合計投与量 mg	 60 450	 60 450	 Unclear 410	 50 500	 40 200	 1.25/kg 12.5/kg
コントロール	Placebo	Placebo	Placebo	Placebo	Placebo	None

【コメント等】

　Cochrane Review が出版されて以降，新たな RCT は出版されておらず，Cochrane Review で Full text スクリーニングがされた論文の適格基準の確認，データ抽出等のみ行った。Lagalla ら（2002[8]）は Cochrane Review に含まれているが，ステロイドの用量が大量療法のため除外した。メタアナリシスの結果は Cochrane Review とほぼ同様の結果であり，全身ステロイドのエビデンスは High で今後の研究の必要性はないと思われた。

参考文献

1) Madhok VB, Gagyor I, Daly F, et al. Corticosteroids for Bell's palsy (idiopathic facial paralysis). Cochrane Database Syst Rev. 2016；7(7)：CD001942.

2) Austin JR, Peskind SP, Austin SG, et al. Idiopathic facial nerve paralysis：a randomized double blind controlled study of placebo versus prednisone. Laryngoscope. 1993；103(12)：1326-33.

3) Engström M, Berg T, Stjernquist-Desatnik A, et al. Prednisolone and valaciclovir in Bell's palsy：a randomised, double-blind, placebo-controlled, multicentre trial. Lancet Neurol. 2008；7(11)：993-1000.

4) May M, Wette R, Hardin WB Jr, et al. The use of steroids in Bell's palsy：a prospective controlled study. Laryngoscope. 1976；86(8)：1111-22.

5) Sullivan FM, Swan IR, Donnan PT, et al. Early treatment with prednisolone or acyclovir in Bell's palsy. N Engl J Med. 2007；357(16)：1598-607.

6) TAVERNER D. Cortisone treatment of Bell's palsy. Lancet. 1954；267(6847)：1052-4.

7) Unüvar E, Oğuz F, Sidal M, et al. Corticosteroid treatment of childhood Bell's palsy. Pediatr Neurol. 1999；21(5)：814-6.

8) Lagalla G, Logullo F, Di Bella P, et al. Influence of early high-dose steroid treatment on Bell's palsy evolution. Neurol Sci. 2002；23(3)：107-12.

IV

SR 1-2　Hunt症候群に対して通常量のステロイド全身投与は，ステロイド全身投与を行わない場合に比べ，治癒率を向上させるか？

【適格基準】

Patient	臨床上Ramsay Hunt症候群と診断された患者。他の疾患が含まれる場合，Ramsay Hunt症候群患者のみ抽出できる場合，もしくは対象患者が80％以上含まれる場合を組み入れる。 性別：指定なし，年齢：指定なし
Intervention	ステロイド全身投与。初回投与量がプレドニゾロン換算100 mg/day以上の，いわゆる大量療法は除外する。投与薬剤の種類や投与期間については問わない。
Control	プラセボまたは無治療
Design	ランダム化比較試験［ランダム化は個人または施設単位（クラスターRCT）］，および観察研究。各群10人以下，または各群の人数が不明のRCT・観察研究は除外する。

【既存SRの利用（GRADE adaption）】

既存のCochrane Reviewがあるが[1]，RCTを対象にするも1本も適格基準を満たした論文がないCochrane Reviewであった。そのため新規にSRを実施した。

【検索式/検索結果】

PubMedおよび医学中央雑誌を対象に下記の検索式を用いて検索を行った。

Data source：PubMed（検索日2021/11/13）

	検索語	Hit数
#1	"herpes zoster oticus" [MeSH Terms]	500
#2	("herpes" [All Fields] and "zoster" [All Fields] and "oticus" [All Fields]) or ("herpes zoster oticus" [All Fields]) or ("ramsay" [All Fields] and "hunt" [All Fields] and "syndrome" [All Fields]) or ("ramsay hunt syndrome" [All Fields]) or (("hunt" or "hunt's") and (ramsay*))	1,018

#3	#1 or #2	1,018
#4	"steroids" [MeSH] or "Adrenocorticotropic Hormone" [Mesh] or "Adrenal Cortex Hormones" [MeSH] or "Prednisone" [MeSH] or "Prednisolone" [MeSH] or "Glucocorticoids" [MeSH] or "Cortisone" [MeSH]	988,914
#5	corticosteroid* or adrenocorticotroph* or prednisone or prednisolone or glucocorticoid* or cortisone or methylprednisone	363,868
#6	#4 or #5	1,089,631
#7	#3 and #6	158

Data source：医学中央雑誌 Web 版（検索日 2021/11/2）

	検索語	Hit 数
#1	帯状疱疹-耳性/TH or Hunt症候群/AL	2,716
#2	（（Glucocorticoids/TH or ステロイド/AL）or（Steroids/TH or ステロイド/AL）or（副腎皮質ホルモン/TH or ステロイド/AL））	339,498
#3	#1 AND #2	724
#4	#3 and（（PT＝症例報告・事例除く）AND（PT＝会議録除く））	303

【検索結果および組入論文の特徴】

　各データベースから合計461件の組入候補論文があり，そのうち1件の論文が適格基準を満たした[2]。論文の特徴は下記の通りであった。

組入論文

	Coulson 2011[2]
研究デザイン	観察研究
人数	49
男性割合	69.3%
平均年齢（範囲）	49.4（11〜85）
重症度（平均）	5.1（HB）
治療までの日数	＜5 days
治療PSL量（換算, mg）初回投与量	1 mg/kg/day

【コメント等】

　Hunt症候群に対するステロイドはほとんどの関連文献において全患者に投与されており，ステロイドの有無を比較した論文は1件を除いて認めなかった。組み入れられた研究は小規模の観察研究であり，エビデンス総体のエビデンスの強さは「非常に低」という判断となったが，ステロイド投与が一般的な治療になっており，推奨の設定や今後RCTで検証を行うべきかは判断が難しいものであった。

参考文献
1）Uscategui T, Doree C, Chamberlain IJ, et al. Corticosteroids as adjuvant to antiviral treatment in Ramsay Hunt syndrome（herpes zoster oticus with facial palsy）in adults. Cochrane Database Syst Rev. 2008；3：CD006852.
2）Coulson S, Croxson GR, Adams R, et al. Prognostic factors in herpes zoster oticus（ramsay hunt syndrome）. Otol Neurotol. 2011；32（6）：1025-30.

SR 1-3	外傷性麻痺に対してステロイド全身投与は，ステロイド全身投与を行わない場合に比べ，治癒率を向上させるか？

【適格基準】

Patient	臨床上外傷性顔面神経麻痺と診断された患者。外傷性麻痺の定義は，顔面神経がなんらかの外的損傷をうけ，顔面神経麻痺を生じたものとする。耳下腺手術に伴うものは除外とする。 性別：指定なし，年齢：指定なし
Intervention	ステロイド全身投与
Control	プラセボまたは無治療
Design	ランダム化比較試験［ランダム化は個人または施設単位（クラスターRCT）］または観察研究。観察研究を組み込んだSRについて患者データが抽出可能であれば組み入れる。

【既存のSRの検索結果（GRADE adaption）】

関連するSRがなかったため，新規にSRを実施した。

【検索式/検索結果】

PubMedおよび医学中央雑誌を対象に下記の検索式を用いて検索を行った。

Data source：PubMed（検索日2021/11/2）

	検索語	Hit数
#1	"Facial Nerve Diseases"[MeSH] or "Facial Paralysis"[MeSH] or "Facial Injuries"[MeSH]	73,615
#2	（"facial*" or "facial"）and "traum*"	12,060
#3	#1 or #2	80,217
#4	"steroids"[MeSH] or "Adrenocorticotropic Hormone"[Mesh] or "Adrenal Cortex Hormones"[MeSH] or "Prednisone"[MeSH] or "Prednisolone"[MeSH] or "Glucocorticoids"[MeSH] or "Cortisone"[MeSH]	988,029
#5	corticosteroid* or adrenocorticotroph* or prednisone or prednisolone or glucocorticoid* or cortisone or methylprednisone	363,440
#6	#4 or #5	1,088,575
#7	#3 and #6	2,520
#8	Cochrane RCT filter（sensitivity- and precision-maximizing version（2008 revision））	
#9	#7 and #8	213

Data source：医学中央雑誌Web版（検索日2021/11/2）

	検索語	Hit数
#1	（顔面神経/TH or 顔面神経/AL）and（創傷と損傷/TH or 外傷/AL）	1,216
#2	（ランダム化比較試験/TH or ランダム化/AL）	65,901
#3	#1 and #2	1

【検索結果および組入論文の特徴】

　各データベースからの合計214件の論文が組入候補論文であった。そのうち2件が適格基準を満たした。適格基準を満たした各論文の特徴は下記の通りであった。

組入論文

	Nash 2010[1]	Lee 2018[2]
対象疾患	外傷性顔面神経麻痺	外傷性顔面神経麻痺
人数	272	32
フォローアップ期間	報告がないものから2年間など	15.4カ月（mean）
男性割合	60%	61.5%
年齢	統合値なし	36.8（mean）
治療PSL量（換算，mg） 　初回投与量 　投与期間	既報のまとめであり様々	0.6～1.6 mg/kg/day 6～60日

【コメント等】

　外傷性麻痺に対するステロイドの効果は，既報をまとめたレビューと小規模な観察研究のみであった。外傷性顔面神経麻痺は症例数が少ないためエビデンスの蓄積が不十分であり，今後の継続的な検証が必要である。

参考文献

1）Nash JJ, Friedland DR, Boorsma KJ, et al. Management and outcomes of facial paralysis from intratemporal blunt trauma：a systematic review. Laryngoscope. 2010；120（7）：1397-404.
2）Lee PH, Liang CC, Huang SF, et al. The Outcome Analysis of Traumatic Facial Nerve Palsy Treated With Systemic Steroid Therapy. J Craniofac Surg. 2018；29（7）：1842-7.

SR 2-1　Bell麻痺，Hunt症候群に対してステロイド大量療法はステロイド通常量と比べ，治癒率を向上させるか？

【適格基準】

Patient	臨床上Bell麻痺またはHunt症候群と診断された患者。他の疾患が含まれる場合，Bell麻痺患者のみ抽出できる場合，もしくは対象患者が80%以上含まれる場合を組み入れる。 性別：指定なし，年齢：指定なし
Intervention	ステロイド大量療法（PSL換算120 mg/day以上から開始）
Control	ステロイド通常量（PSL換算60/day mgから開始）。ステロイド通常量としてPSL換算40～90 mg/dayまでを許容する。
Design	ランダム化比較試験［ランダム化は個人または施設単位（クラスターRCT）］，および観察研究。 各群10人以下，または各群の人数が不明のRCT・観察研究は除外する。

【既存のSRの検索結果（GRADE adaption）】

　Bell麻痺に対するステロイド大量療法とステロイド通常量を比較したSRがあり[1]，前述のSRのアップデートおよび，前述のSRでカバーされない範囲であるHunt症候群に関するSRを実施した。

【検索式/検索結果】

Data source：PubMed（検索日2021/11/2）

	検索語	Hit数
#1	"Facial Nerve Diseases" [MeSH] or "Facial Paralysis" [MeSH] or "Hemifacial Spasm" [MeSH] or "Herpes Zoster" [MeSH]	40,985
#2	((bell* or facial* or hemifacial* or cranial*) AND (pals* or paralys* or paresi* or spasm*)) or ("Hunt")	66,653
#3	#1 OR #2	90,543
#4	"steroids" [MeSH] or "Adrenocorticotropic Hormone" [Mesh] or "Adrenal Cortex Hormones" [MeSH] or "Prednisone" [MeSH] or "Prednisolone" [MeSH] or "Glucocorticoids" [MeSH] or "Cortisone" [MeSH]	988,029
#5	corticosteroid* or adrenocorticotroph* or prednisone or prednisolone or glucocorticoid* or cortisone or methylprednisone	363,440
#6	#4 or #5	1,088,575
#7	"high" [TIAB] or "Stennert" [TIAB]	4,334,937
#8	#3 and #6 and #7	640

Data source：医学中央雑誌Web版（検索日2021/8/6）

	検索語	Hit数
#1	（帯状疱疹-耳性/TH or Hunt症候群/AL）and（Stennert/AL or 高用量/AL or 高容量/AL）	12

IV

【検索結果および組入論文の特徴】

　既存SRにおける組入候補論文が8件，各データベースから652件の論文の組入候補論文があり，そのうち8件が適格基準を満たした。各論文の特徴は下記の通りであった。

組入論文

	Fujiwara 2018[2]	Furukawa 2017[3]	齊藤 2016[4]	鈴木 2012[5]	久保田 2011[6]	村上 2010[7]	安村 2002[8]	稲村 1992[9]
試験デザイン	後ろ向きコホート	後ろ向きコホート	後ろ向きコホート	後ろ向きコホート	後ろ向きコホート	後ろ向きコホート	後ろ向きコホート	後ろ向きコホート
人数	368	675	25	287	20	34	28	210
対象疾患	Bell	Bell	Bell Hunt	Bell Hunt	Bell	Bell	Bell Hunt	Bell
男性割合	49.5%	44.2%	64.9%	49.5%	50.0%	54.2%	59.7%	52.9%
平均年齢（範囲）	56.7	54.1	48	50.6	51.5	45	51	51.3
重症度（平均）	HB Ⅲ〜Ⅵ	HB Ⅴ〜Ⅵ	柳原法 0〜8	柳原法 全重症度	柳原法 0〜8	柳原法 0〜8	柳原法 0〜8	柳原法 0〜20
治療までの日数	3.49 (mean)	2.49 (mean)	≦7	3.66 (mean)	2.9 (mean)	2.0 (mean)	Not provided	≦7
初回投与量（PSL換算，mg）								
大量療法	120	200	200	120〜160	200	200	200	200
通常療法	60	60	60	40〜60	60	60	50	60

【コメント等】

　Bell麻痺とHunt症候群を組み分けられず，またHunt症候群を含んだ論文も大半（7割以上）はBell麻痺であり，Hunt症候群に関してデータがほとんどなかった。

参考文献

1) Fujiwara T, Namekawa M, Kuriyama A, et al. High-dose Corticosteroids for Adult Bell's Palsy：Systematic Review and Meta-analysis. Otol Neurotol. 2019；40（8）：1101-8.
2) Fujiwara T, Haku Y, Miyazaki T, et al. High-dose corticosteroids improve the prognosis of Bell's palsy compared with low-dose corticosteroids：A propensity score analysis. Auris Nasus Larynx. 2018；45（3）：465-70.
3) Furukawa T, Abe Y, Ito T, et al. Benefits of High-dose Steroid＋Hespander＋Mannitol Administration in the Treatment of Bell's Palsy. Otol Neurotol. 2017；38（2）：272-7.
4) 齊藤雄，伊藤博之，岡吉洋平，他．Bell麻痺77例とHunt症候群32例の検討．耳鼻臨床．2016；109：689-95.
5) 鈴木翼，鈴木健二，大畑光彦，他．末梢性顔面神経麻痺の予後予測と治療法に関する検討．麻酔．2012；61：299-306.
6) 久保田万理恵，安松隆治，安井徹郎，ほか．当科における顔面神経麻痺症例の検討．耳鼻と臨床．2011；57：290-5.
7) 村上大輔，久保和彦，小宗静男．当科における末梢性顔面神経完全麻痺症例の治療成績．Facial N Res Jpn．2010；30：57-9.
8) 安村佐都紀，麻生伸，坪田雅仁，他．顔面神経麻痺に対するステロイド大量投与法導入後の顔面神経減荷術の検討．Facial N Res Jpn. 2002；22：105-7.
9) 稲村博雄，戸島均，斎藤修，他．当科における特発性顔面神経麻痺の保存的治療法—ステロイド大量投与法の効果について—．日本耳鼻咽喉科学会会報．1992；95：172-7.

SR 3-1	Bell麻痺，Hunt症候群に対してステロイド鼓室内投与はステロイド鼓室内投与を行わない場合に比べ，治癒率を向上させるか？

【適格基準】

Patient	臨床上Bell麻痺またはHunt症候群と診断された患者。他の疾患が含まれる場合，Bell麻痺，Hunt症候群患者のみ抽出できる場合，もしくは対象患者が80％以上含まれる場合を組入れる。 性別：指定なし，年齢：指定なし
Intervention	ステロイド全身投与に加え，ステロイド鼓室内投与。 投与用量や投与時期については問わない。
Control	ステロイド全身投与。 投与用量や投与時期については問わない。
Design	ランダム化比較試験［ランダム化は個人または施設単位（クラスターRCT）］，および観察研究。各群10人以下，または各群の人数が不明のRCT・観察研究は除外する。

【既存SRの利用（GRADE adaption）】

既存のSRがなく，新たにSRを実施する形で行った。

【検索式/検索結果】

PubMedおよび医学中央雑誌を対象に下記の検索式を用いて検索を行った。

Data source：PubMed（検索日2021/11/2）

	検索語	Hit数
#1	"Facial Nerve Diseases" [MeSH] or "Facial Paralysis" [MeSH] or "Hemifacial Spasm" [MeSH] or "Herpes Zoster" [MeSH]	40,985
#2	((bell* or facial* or hemifacial* or cranial*) AND (pals* or paralys* or paresi* or spasm*)) or ("Hunt")	66,653
#3	#1 or #2	90,543
#4	(Intratympa*) OR ("Injection, Intratympanic" [MeSH])	1,700
#5	#3 and #4	29

Data source：医学中央雑誌Web版（検索日2021/11/2）

	検索語	Hit数
#1	（[Bell麻痺]/TH or Bell麻痺）or 帯状疱疹-耳性/TH or Hunt症候群/AL	3,855
#2	[鼓室内投与]/TH or 鼓室内/AL	1,117
#3	#1 AND #2	13

【検索結果および組入論文の特徴】

各データベースから合計42件の組入候補論文があり，そのうち5件の論文が適格基準を満たした[1-5]。

1本の観察研究は鼓室内投与と全身投与を比較しており，鼓室内投与群で全身投与が併用されていなかったため除外した[6]。各論文の特徴は下記の通りであった。

組入論文

	Chung 2014[1]	Fujiwara 2020[2]	Kim 2019[3]	Inagaki 2020[4]	Inagaki 2019[5]
研究デザイン	RCT	RCT	Quasi-RCT	Cohort study	Cohort study
対象疾患	Bell	Bell	Bell, Hunt	Hunt	Bell
人数	31	22	108	46	143
平均年齢	42.6	55.9	47.8	48.7	44.4
男性割合	64.5%	54.5%	52.8%	47.8%	53.8%
重症度（平均）	3.9（HB）	5.2（HB）	3.0（HB）	5.1（HB）	5.2（HB）
治療までの日数	4.6	2.8	1.6	2	2.4
全身ステロイド用量（PSL換算，mg）	500 mg	410 mg	345 mg	536 mg[*]	517 mg[*]
鼓室内投与の詳細 　1回量 　投与間隔 　投与期間 　投与回数	DEX 5 mg 3〜4日に1回 2週間 3 (protocol)	DEX 1.65 mg 週1〜2回 2週間 1.8 (mean)	DEX 5 mg 患者の希望回数 Not provided 2.5 (mean)	DEX 1.65 mg 連日 10日間 10 (protocol)	DEX 1.65 mg 連日 10日間 1回 (protocol)
経過観察期間	13.5 weeks	52 weeks	16 weeks	52 weeks	52 weeks

randomized controlled trial：RCT，House-Brackmann：HB，dexamethasone：DEX
[*]観察研究であり鼓室内投与＋ステロイド全身投与群とステロイド全身投与群で，ステロイドの用量が異なる。

【コメント等】

　これまでに2件のRCTと1件のquasi-RCT，2件の観察研究が実施されていた。鼓室内投与の効果はRCTでは効果があまり認められない一方，観察研究で効果が認められた。今回のメタアナリシスでは鼓室内投与が一定の効果が期待される結果であったが，投与方法も論文によって様々であり，今回のメタアナリシスの結果をもとに今後の研究により検証が必要である。

参考文献

1) Chung JH, Park CW, Lee SH, et al. Intratympanic steroid injection for Bell's palsy：preliminary randomized controlled study. Otol Neurotol. 2014；35（9）：1673-8.
2) Fujiwara T, Sato S. Intratympanic steroids for Bell's palsy：a randomized controlled trial. Otol Jpn. 2020；30（2）：75-81.
3) Kim SJ, Lee J, Lee HY. Lack of Evidence to Support the Beneficial Role of Intratympanic Dexamethasone Injection in Acute Peripheral Facial Palsy. Otol Neurotol. 2019；40（10）：e1024-9.
4) Inagaki A, Minakata T, Katsumi S, et al. Concurrent treatment with intratympanic dexamethasone improves facial nerve recovery in Ramsay Hunt syndrome. J Neurol Sci. 2020；410：116678.
5) Inagaki A, Minakata T, Katsumi S, et al. Concurrent Treatment With Intratympanic Dexamethasone for Moderate-Severe Through Severe Bell's Palsy. Otol Neurotol. 2019；40（10）：e1018-23.
6) Demir D, Genç S, Güven M, et al. Intratympanic Steroid Treatment of Bell's Palsy in Patients with Comorbid Disease：A Preliminary Report. J Int Adv Otol. 2020；16（1）：47-52.

| SR 4-1 | Bell麻痺に対してステロイド全身投与への抗ウイルス薬投与併用は，併用しない場合に比べ治癒率を向上させるか？ |

【適格基準】

Patient	臨床上Bell麻痺と診断された患者。他の疾患が含まれる場合，Bell麻痺患者のみ抽出できる場合，もしくは対象患者が80％以上含まれる場合を組み入れる。 性別：指定なし，年齢：指定なし
Intervention	抗ウイルス薬投与＋ステロイド全身投与
Control	プラセボまたは無治療＋ステロイド全身投与
Design	ランダム化比較試験（ランダム化は個人または施設単位［クラスターRCT］）。 各群10人以下，または各群の人数が不明のRCTは除外する。

【既存のSRの検索結果（GRADE adaption）】

　関連するCochrane Reviewがあり[1]，Cochrane Reviewをアップデートする形でSRを実施した。

【検索式/検索結果】

Data source：PubMed（検索日2021/11/2）

	検索語	Hit数
#1	"Facial Nerve Diseases" [MeSH] or "Facial Paralysis" [MeSH] or "Hemifacial Spasm" [MeSH]	29,575
#2	(bell* or facial* or hemifacial* or cranial*) and (pals* or paralys* or paresi* or spasm*)	32,965
#3	#1 or #2	46,471
#4	"Antiviral Agents" [Mesh]	156,981
#5	"acyclovir" [MeSH Terms] or "acyclovir" [All Fields] or "aciclovir" [All Fields] or "valacyclovir" [MeSH Terms] or "valacyclovir" [All Fields] or "valaciclovir" [All Fields] or "famciclovir" [MeSH Terms] or "famciclovir" [All Fields]	18,918
#6	#4 OR #5	168,247
#7	Cochrane RCT filter (sensitivity-maximizing 2008 version)	
#8	#3 AND #6 Filters：from 2019 – 2021	57

Data source：医学中央雑誌Web版（検索日2021/11/2）

	検索語	Hit数
#1	(Bell麻痺/TH or Bell麻痺/AL) AND (ランダム化比較試験/TH or ランダム化比較試験/AL)	15

【検索結果および組入論文の特徴】

　既存のCochrane Reviewにおける組入候補論文が34件，各データベースから72件の組入候補論文があり，そのうち9件が適格基準を満たした[2-10]。

　Cochrane Reviewのメタアナリシスに含まれた論文のうち，Minnerop 2008は適格基準は満たしたがアウトカムデータが抽出できずメタアナリシスにデータが使用できなかったため，上記表に含めなかっ

組入論文

	Adour 1996[2]	Engström 2008[3]	Hato 2007[4]	Kawaguchi 2007[5]	Lee 2013[6]
人数（ランダム化）	119	423	283	150	237
人数（解析人数）	99	416	221	15	206
脱落率	16.8%	1.7%	18.4%	10.0%	13.1%
男性割合	49.5%	61.1%	57.0%	60.0%	49.0%
平均年齢，範囲	43.2 (mean)	41 (median) 18〜75	50.3 (mean) 15〜84 (range)	51.2 (mean)	47.7 (mean) 16〜77 (range)
重症度 平均，IQR等 完全麻痺の割合	20.2%	HB Ⅲ (median) IQR Ⅲ〜Ⅴ	N=60 (complete) N=114 (severe) N=47 (moderate) 27.1%	YS 14.0 (mean) 31.3%	
発症から治療までの日数	≦3日	≦3日	≦7日	≦7日	≦7日
抗ウイルス薬投与内容	ACV 2,000 mg/day 10日間	VCV 3,000 mg/day 7日間	VCV 1,000 mg/day 5日間	VCV 1,000 mg/day 5日間	FCV 750 mg/day 7日間
ステロイド治療開始投与量（PSL換算）	1 mg/kg/day	60 mg	60 mg/day	60 mg/day	80 mg/day

	Li 1997[7]	Sullivan 2007[8]	Vázquez 2008[9]	Yeo 2008[10]
人数（ランダム化）	51	272	42	91
人数（解析人数）	46	251	41	91
脱落率	9.8%	7.7%	2.4%	0.0%
男性割合	52.2%	51.0%	40.5%	45.1%
平均年齢，範囲	39.8 (mean) 15〜73 (range)	44.0 (mean)	41.4 (mean) 14〜82 (range)	4.14 (mean)
重症度 平均，IQR等 完全麻痺の割合	HB 4.5 (mean) 30.4%	HB 3.6 (mean)		HB 3.7 (mean)
発症から治療までの日数	≦3日	≦3日	≦3日	≦7日
抗ウイルス薬投与内容	ACV 4,000 mg/day 7日間	ACV 2,000 mg/day 10日間	VCV 2,000 mg/day 7日間	ACV 2,400 mg/day 5日間
ステロイド治療開始投与量（PSL換算）	60 mg/day	50 mg/day	1 mg/kg/day	1 mg/kg/day

Acyclovir：ACV, Valaciclovir：VCV, Famciclovir：FCV, House-Brackmann：HB, Yanagihara scale：YS

た。Shahidullah 2011，Khajeh 2015，Khedr 2016は適格基準を満たしたが，フォローアップ期間が3か月と短いためメタアナリシスには含めなかった。メタアナリシスに含んだ9論文の特徴は左記の通りであった。

【コメント等】

　既存のCochrane Review以降に新たに行われたRCTはなかったが，Cochrane Reviewに含まれた論文のうちいくつかはフォローアップが短いなどのため，本ガイドラインのメタアナリシスに含まなかった。

　今回のSRではステロイド療法に加えて抗ウイルス薬を追加するかどうかのRCTを組み入れた。ステロイドを併用していない患者での抗ウイルス薬の有無を比較したRCT[3,8]のデータは，メタアナリシスから削除した。12カ月フォローを行ったRCTが少ないため，6カ月時点非治癒率と12カ月非治癒率の効果量に相違が生じた。

参考文献

1) Gagyor I, Madhok VB, Daly F, et al. Antiviral treatment for Bell's palsy (idiopathic facial paralysis). Cochrane Database Syst Rev. 2019；9 (9)：CD001869.
2) Adour KK, Ruboyianes JM, Von Doersten PG, et al. Bell's palsy treatment with acyclovir and prednisone compared with prednisone alone：a double-blind, randomized, controlled trial. Ann Otol Rhinol Laryngol. 1996；105 (5)：371-8.
3) Engström M, Berg T, Stjernquist-Desatnik A, et al. Prednisolone and valaciclovir in Bell's palsy：a randomised, double-blind, placebo-controlled, multicentre trial. Lancet Neurol. 2008；7 (11)：993-1000.
4) Hato N, Yamada H, Kohno H, et al. Valacyclovir and prednisolone treatment for Bell's palsy：a multicenter, randomized, placebo-controlled study. Otol Neurotol. 2007；28 (3)：408-13.
5) Kawaguchi K, Inamura H, Abe Y, et al. Reactivation of herpes simplex virus type 1 and varicella-zoster virus and therapeutic effects of combination therapy with prednisolone and valacyclovir in patients with Bell's palsy. Laryngoscope. 2007；117 (1)：147-56.
6) Lee HY, Byun JY, Park MS, et al. Steroid-antiviral treatment improves the recovery rate in patients with severe Bell's palsy. Am J Med. 2013；126 (4)：336-41.
7) Li Y, Gao P, Mao X, et al. Randomized clinical trial of acyclovir plus prednisone versus prednisone alone in Bell's palsy. Ceylon Journal of Medical Science. 1997；40 (2)：37-41.
8) Sullivan FM, Swan IR, Donnan PT, et al. Early treatment with prednisolone or acyclovir in Bell's palsy. N Engl J Med. 2007；357 (16)：1598-607.
9) Vázquez MC, Sánchez N, Calvo J, et al. Efficacy of antiviral in Bell's palsy [Eficacia de los antivirales en la parálisis de Bell]. Revista Medica del Uruguay. 2008；24 (3)：167-74.
10) Yeo SG, Lee YC, Park DC, et al. Acyclovir plus steroid vs steroid alone in the treatment of Bell's palsy. Am J Otolaryngol. 2008；29 (3)：163-6.

SR 4-2　Hunt症候群に対して抗ウイルス薬投与は，投与しない場合に比べ治癒率を向上させるか？

【適格基準】

Patient	臨床上Hunt症候群。他の疾患が含まれる場合，Hunt症候群患者のみ抽出できる場合，もしくは対象患者が80％以上含まれる場合を組み入れる。 性別：指定なし，年齢：指定なし
Intervention	抗ウイルス薬投与
Control	プラセボまたは無治療
Design	ランダム化比較試験［ランダム化は個人または施設単位（クラスターRCT）］，および観察研究。各群10人以下，または各群の人数が不明のRCT・観察研究は除外する。

【既存のSRの検索結果（GRADE adaption）】

　関連するCochrane Reviewがあり[1]，前述のCochrane Reviewをアップデートする形でSRを実施した。Cochrane Reviewが検索済みのMEDLINEを含むPubMedについては，Cochrane Reviewの検索日以降を検索し，医学中央雑誌についてはデータベースの全期間対象で検索を行った。

【検索式/検索結果】

　PubMedおよび医学中央雑誌を対象に下記の検索式を用いて検索を行った。

Data source：PubMed（検索日2021/11/2）

	検索語	Hit数
#1	（"HERPES ZOSTER"［MeSH］or "HERPES ZOSTER OTICUS"［MeSH］）or（hunt＊［tiab］or zoster＊［tiab］）	67,044
#2	（"Antiviral Agents"［Mesh］）or（aciclovir or valaciclovir or famciclovir）	168,247
#3	pals＊ or paralys＊ or paresi＊ or spasm＊	184,555
#4	#1 AND #2 AND #3 Filters：from 2008 - 2021	186

Data source：医学中央雑誌Web版（検索日2021/11/2）

	検索語	Hit数
#1	（帯状疱疹-耳性/TH）OR（ハント症候群/AL）OR（Hunt症候群/AL）	2,867
#2	（［抗ウイルス剤］/TH or［Aciclovir］/TH or［Valaciclovir］/TH or［Famciclovir］/TH）OR（アシクロビル/AL or バラシクロビル/AL or ファムシクロビル/AL）	111,607
#3	#1 AND #3（PT＝会議録除く）	370

【検索結果および組入論文の特徴】

　既存SRにおける組入候補論文が23件，各データベースからの合計556件の論文が組入候補論文であった。そのうち8件が適格基準を満たした[2-9]。適格基準を満たした各論文の特徴は下記の通りであった。

組入論文

	白木1987[2]	藤原1987[3]	大森1987[4]	中里2003[5]
研究デザイン	Cohort	RCT	Cohort	Cohort
人数（解析人数）	34	18	20	136
男性割合	81.8%	50.0%	Not provided	52.0%
平均年齢，範囲	16〜73 (range)	44.2 (mean)	33.6 (mean)	40.1 (mean)
重症度	YS 0〜8	YS 0〜10	YS 14.7 (mean)	Not provided
治療法	Ara-A 600 mg/day 5日間	Ara-A 5 mg/kg/day 5日間	Ara-A 600 mg/day 5日間	ACV 1,000〜3,000 mg/day or VACV 1,000〜4,000 mg/day 5〜7日
治療までの日数	Not provided	≦14 days	≦7 days	≦7 days
ステロイドの併用	なし	あり	なし	なし

	小森1987[6]	川口2000[7]	Ramos Macías 1992[8]	Kinishi 2001[9]
研究デザイン	Cohort	Cohort	RCT	Cohort
人数（解析人数）	16	56	15	138
男性割合	Not provided	Not provided	Unclear	Not provided
平均年齢，範囲	38.7 (mean)	Not provided	21〜90 (range)	Not provided
重症度	YS 9.3 (mean)	YS 4.7 (mean)	Unclear	HB 5.2 (mean)
治療法	Ara-A 300 mg/day 5日間	ACV	ACV 10 mg/kg/day 10日間	ACV 4,000 mg/day 7日間
治療までの日数	4.4 (mean)	≦7 days	Not provided	≦7 days
ステロイドの併用	あり	あり	あり	あり

Yranagihara score：YS, Adenin arabinoside (9-β-D) arabinofuranocyladenin：Ara-A, House-Brackmann scale：HB
※Ramos Macías 1992はCochrane Review[1]から情報を抽出したため，複数の点でUnclearとなった。

【コメント等】

　Hunt症候群はBell麻痺に比べ症例が少ない点，またHunt症候群が帯状疱疹に伴う疾患であり抗ウイルス薬の投与が一般的になったことから，顔面神経麻痺に関して比較を行ったRCTは小規模なもの2件であった。また大半は1990年以前であった。

　抗ウイルス薬が帯状疱疹後疼痛を減らすことは複数のRCT（帯状疱疹を対象とし，顔面神経麻痺を伴うものは含まれない）により明らかになっており[10]，今後RCTを行うことは望ましくない。一方で最適な抗ウイルス薬投与法については検討が不十分であり，今後の研究が期待される。

参考文献

1) Uscategui T, Dorée C, Chamberlain IJ, et al. Antiviral therapy for Ramsay Hunt syndrome (herpes zoster oticus with facial palsy) in adults. Cochrane Database Syst Rev. 2008；4：CD006851.

2) 白木直也，藤林慶子，瀧本勲．抗ウイルス剤（Ara-A）のハント症候群に対する使用経験．Facial N Res Jpn. 1987；7：187-90.

3) 藤原康雄，中村光士郎，柳原尚明．ビダラビン（Ara-A）によるハント症候群の治療経験．Facial N Res Jpn. 1987；7：191-4.

4) 大森英生，久木元延生，田中正美，他．ハント症候群における Arasena-A の使用経験．Facial N Res Jpn. 1987；7：195-8.

5) 中里秀史，池田稔，久木元延生，他．顔面神経麻痺における抗ウイルス薬の治療効果．Facial N Res Jpn. 2003；23：105-7.

6) 小森貴，徳田紀九夫．Ramsay Hunt 症候群に対する Vidarabine（Ara-A）の効果．Facial N Res Jpn. 1987；7：183-6.

7) 川口和浩，稲村博雄，甲州秀浩，他．ステロイド大量療法とアシクロビル併用ステロイド大量療法の比較検討（第2報）．Facial N Res Jpn. 2000；20：111-3.

8) Ramos Macías A, de Miguel Martínez I, Martín Sánchez AM, et al. Adding acyclovir to the treatment of facial palsy. A study of 45 cases. Acta otorrinolaringológica española. 1992；43（2）：117-20.

9) Kinishi M, Amatsu M, Mohri M, et al. Acyclovir improves recovery rate of facial nerve palsy in Ramsay Hunt syndrome. Auris Nasus Larynx. 2001；28（3）：223-6.

10) Gagliardi AM, Andriolo BN, Torloni MR, et al. Vaccines for preventing herpes zoster in older adults. Cochrane Database Syst Rev. 2016；3（3）：CD008858.

SR 5-1　末梢性顔面神経麻痺（Bell 麻痺，Hunt 症候群，外傷性麻痺）に対して顔面神経減荷術は，顔面神経減荷術を行わない場合に比べ，治癒率を向上させるか？

【適格基準】

Patient	Bell 麻痺，Hunt 症候群，外傷性麻痺による顔面神経麻痺患者。 性別：指定なし，年齢：指定なし
Intervention	顔面神経減荷重術。手術範囲は問わない。
Control	無治療，プラセボ。 減荷術の方法（異なる範囲等）の比較は対象外とした。
Design	ランダム化比較試験［ランダム化は個人または施設単位（クラスター RCT）］または観察研究。比較対照群のないケースシリーズは除外する。各群10人以下，または各群の人数が不明の RCT・観察研究は除外する。 顔面神経麻痺の治癒判定のフォローアップ期間が4カ月未満の論文は除外する。 手術患者と無治療，プラセボ患者の基準が異なるものは除外する（例えば手術例は ENoG＜10％，無治療，プラセボ患者は ENoG≧10％なものを比較した研究など）。

【既存の SR の検索結果（GRADE adaption）】

　Bell 麻痺に対して減荷術の効果を評価した Cochrane Review があり[1]，また Bell 麻痺を対象とした SR を複数認めた[2,3]。ただし，Cochrane Review を含め既存の SR は Bell 麻痺のみを対象としており，新規に SR を実施することとし，既存 SR の組入論文および Cochrane Review の Full screening の対象になった論文について，組み入れとなるかスクリーニングを行い，また PubMed を用いて SR を実施した。なお減荷術の範囲を比較した論文も認めたが，今回は除外した[4]。また減荷術の有無を比較した論文のうち，再発をアウトカムとして評価した論文は除外した[5,6]。

【検索式/検索結果】

PubMedを対象に下記の検索式を用いて検索を行った。

Data source：PubMed（検索日 2021/10/26）

	検索語	Hit数
#1	"Bell*" [Title/Abstract] or "Bells" [Title/Abstract] or "Hunt" [Title/Abstract]	35,893
#2	("facia*" [Title/Abstract] or "facial" [Title/Abstract]) and ("trauma" [Title/Abstract] or "traum*" [Title/Abstract])	7,753
#3	#1 or #2	43,509
#4	"Decompression, Surgical" [MeSH]	33,157
#5	"decompression" [Title/Abstract] or "decompre*" [Title/Abstract]	50,029
#6	#4 or #5	67,226
#7	#3 and #6	525

【検索結果および組入論文の特徴】

　既存SRにおける組入候補論文が30件，各データベースからの合計525件の論文が組入候補論文であった。そのうち8件が適格基準を満たした[6-15]。適格基準を満たした論文のうち1報において，表情筋スコアの推移のみ提示し治癒患者数が不明のため[15]メタアナリシスより除外した。メタアナリシスに使用した各論文の特徴は下記の通りであった。

組入論文

	Li 2015[7]	Fisch 1981[8]	Yanagihara 2001[9]	Kim 2016[10]
研究デザイン	RCT	観察研究	観察研究	観察研究
対象人数	41例	27例	101例	34例
対象疾患	Bell麻痺	Bell麻痺	Bell麻痺	Bell麻痺
男性割合	53.7%（22/41）	66.7%（18/27）	50.4%（51/101）	50.0%（17/17）
年齢	41.4 (median) 21〜62 (range)	41.6±13.3 (mean) 37 (median) 25〜72 (range)	48.7 (mean) 16〜84 (range)	49.2±18.5 (mean) 50 (median) 18〜76 (range)
重症度 　表情筋スコア 　電気生理学的検査	HB Ⅴ〜Ⅵ ENoG<5%	Not provided ENoG≦10%	YS≦10点 ENoG<5% or NET 10 mA 無反応	HB Ⅴ〜Ⅵ ENoG≦10%
手術時期（発症後）	2〜3カ月 (n=18) 3カ月以降 (n=8)	6〜18日	15〜30日 (n=21) 31〜60日 (n=21) 61〜120日 (n=16)	21〜70日 （平均42日）
減荷範囲	迷路部〜経乳突孔		迷路部〜経乳突孔	迷路部〜経乳突孔
フォローアップ期間	1年	1年	1年	6カ月

	May 1985[11]	McNeill 1974[12]	Hato[13, 14]
研究デザイン	観察研究	観察研究	観察研究
対象人数	38例	30例	57例*
対象疾患	Bell麻痺	Bell麻痺	外傷性麻痺
男性割合	53.7% (22/41)	63.3% (19/30)	
年齢	Not provided	50.0 (mean)	33.0 (mean) 1〜73歳
重症度 　表情筋スコア 　電気生理学的検査	完全麻痺 ENoG≦10%	完全麻痺 NET≧3.5 mA （健側との差分）	HB Ⅳ〜Ⅵ ENoG≦10%
手術時期（発症後）	21〜70日 （平均42日）	Not provided	4〜159日 （平均42.6日）
減荷範囲	迷路部〜経乳突孔	迷路部〜経乳突孔	骨折部
フォローアップ期間	6カ月	6カ月	1年

Yranagihara score：YS, House-Brackmann scale：HB
*比較可能な重症例の患者数を記載。メタアナリシスについても重症例をもとに実施。

【コメント等】

　メタアナリシスに組み入れられた論文はBell麻痺のみであった。そのため組入基準の症例数を緩め，外傷性麻痺を対象とした1論文を同定した[13, 14]。また医学中央雑誌において（帯状疱疹-耳性/TH or hunt症候群/AL）で検索を実施し，1論文が適格基準を満たし推奨の根拠とした[16]。一般的に手術等の侵襲性の高い治療は，患者が治療選択のできないRCTの実施が困難な場合が多い。減荷術についても同様の結果でRCTは限られ，エビデンス総体の質はVery lowであった。今後も良質な観察研究により手術治療の有効性に関する検討を行うことが期待される。

参考文献

1) Menchetti I, McAllister K, Walker D, et al. Surgical interventions for the early management of Bell's palsy. Cochrane Database Syst Rev. 2021；1 (1)：CD007468.
2) Lee SY, Seong J, Kim YH. Clinical Implication of Facial Nerve Decompression in Complete Bell's Palsy：A Systematic Review and Meta-Analysis. Clin Exp Otorhinolaryngol. 2019；12 (4)：348-59.
3) Xie S, Wu X, Zhang Y, et al. The timing of surgical treatment of traumatic facial paralysis：a systematic review. Acta Otolaryngol. 2016；136 (12)：1197-200.
4) Casazza GC, Schwartz SR, Gurgel RK. Systematic Review of Facial Nerve Outcomes After Middle Fossa Decompression and Transmastoid Decompression for Bell's Palsy With Complete Facial Paralysis. Otol Neurotol. 2018；39 (10)：1311-8.
5) Li Y, Li Z, Yan C, et al. The effect of total facial nerve decompression in preventing further recurrence of idiopathic recurrent facial palsy. Eur Arch Otorhinolaryngol. 2015；272 (5)：1087-90.
6) Zhu Y, Yang Y, Wang D, et al. Idiopathic recurrent facial palsy：Facial nerve decompression via middle cranial fossa approach. Am J Otolaryngol. 2016；37 (1)：31-3.
7) Li Y, Sheng Y, Feng GD, et al. Delayed surgical management is not effective for severe Bell's palsy after two months of onset. Int J Neurosci. 2016；126 (11)：989-95.
8) Fisch U. Surgery for Bell's palsy. Arch Otolaryngol. 1981；107 (1)：1-11.
9) Yanagihara N, Hato N, Murakami S, et al. Transmastoid decompression as a treatment of Bell palsy. Otolaryngol Head Neck Surg. 2001；124 (3)：282-6.

10) Kim SH, Jung J, Lee JH, et al. Delayed facial nerve decompression for Bell's palsy. Eur Arch Otorhinolaryngol. 2016；273（7）：1755-60.

11) May M, Klein SR, Taylor FH. Idiopathic（Bell's）facial palsy：natural history defies steroid or surgical treatment. Laryngoscope. 1985；95（4）：406-9.

12) McNeill R. Facial nerve decompression. J Laryngol Otol. 1974；88（5）：445-55.

13) Hato N, Nota J, Hakuba N, et al. Facial nerve decompression surgery in patients with temporal bone trauma：analysis of 66 cases. J Trauma. 2011；71（6）：1789-93.

14) 羽藤直人，能田淳平，飴矢美里，暁清文．手術治療とその適応：耳鼻咽喉科の立場から．Facial N Res Jpn. 2010；30：16-8.

15) Aoyagi M, Koike Y, Ichige A. Results of facial nerve decompression. Acta Otolaryngol Suppl. 1988；446：101-5.

16) 山田啓之，羽藤直人．暁清文．Hunt症候群に対する徐放化栄養因子を用いた顔面神経減荷術の検討．Facial N Res Jpn. 2013；33：116-7.

Ⅳ

SR 6-1　末梢性顔面神経麻痺に対して鍼治療は，鍼治療を行わない場合に比べ，治癒率を向上させるか？

【適格基準】

Patient	Bell麻痺，Hunt症候群，外傷性顔面神経麻痺患者。 特発性顔面けいれん，耳帯状疱疹の麻痺を伴わない病態（疼痛のみ等）は対象外。
Intervention	鍼治療。灸は含まない。
Control	鍼治療なし。 併用療法はIntervention群，Control群で均一であれば内容は問わない（ステロイドの使用の有無，抗ウイルス薬の使用の有無など）。鍼と薬物治療を比較した研究は含まない。
Design	ランダム化比較試験［ランダム化は個人または施設単位（クラスターRCT）］。 各群10人以下，または各群の人数が不明のRCTは除外する。

【既存のSRの検索結果（GRADE adaption）】

　2010年にBell麻痺を対象としたCochrane Reviewがあり[1]，またCochrane Review以外のSRも発表があるが[2-4]，Bell麻痺を対象としたものとなっていた。今回のSR実施に当たってPubMed，医学中央雑誌をデータベース全期間対象に検索を行うとともに，既存のReview[1-4]の組入論文・除外論文（Full screening対象）をスクリーニング対象としてシステマティックレビューを実施した。

【検索式/検索結果】

　PubMedおよび医学中央雑誌を対象に下記の検索式を用いて検索を行った。

Data source：PubMed（検索日2021/8/20）

	検索語	Hit数
#1	"Facial Nerve Diseases"［MeSH］or "Facial Paralysis"［MeSH］or "Hemifacial Spasm"［MeSH］or "Herpes Zoster"［MeSH］	40,985
#2	(Bell or Bell* or Hunt or facial* or hemifacial* or cranial*) AND (pals* or paralys* or paresi* or spasm*)	33,272
#3	#1 or #2	58,076

#4	"Acupuncture"[MeSH] or "Acupuncture Therapy"[MeSH]	27,293
#5	"Acupuncture"[tiab] or "Acupunctur*"[tiab] or "electroacupuncture"[tiab]	27,509
#6	#4 or #5	34,010
#7	Cochrane sensitivity- and precision-maximizing version (2008 revision)	
#8	#3 AND #6 AND #7 Filters：English, Japanese	94

Data source：医学中央雑誌 Web 版（検索日 2021/11/2）

	検索語	Hit 数
#1	（帯状疱疹-耳性/TH or Hunt症候群/AL）or（Bell麻痺/TH or Bell麻痺/AL）or（顔面麻痺/TH or 顔面神経麻痺/AL）	13,919
#2	（鍼療法/TH or 鍼/AL）or（鍼灸/AL）	41,661
#3	（ランダム化比較試験/TH or ランダム化比較試験/AL）	470
#4	#1 and #2 and #3	2

【検索結果および組入論文の特徴】

　既存SRにおける組入候補論文が82件，各データベースから合計96件の組入候補論文があり，そのうち14件が適格基準を満たした。中国語の論文で既報のSRにおいても論文情報やアウトカムデータが報告されていない論文については除外した。適格基準を満たした各論文の特徴は下記の通りであった。

組入論文

	Zhu 2004[5]	Shao 1999[6]	Yang 2006[7]	Dai 2009[8]	Wang 2007[9]	Zhu 2006[10]	Li 2005[11]
患者数	37	108	214	72	60	108	94
年齢	44.7 (mean)	56.5 (mean) 42〜78 (range)	36.4 (mean)	13〜60 (range)	15〜65 (range)	36.5	6〜65 (range)
疾患	Bell 麻痺	Bell 麻痺	Bell 麻痺	Bell 麻痺	Bell 麻痺	Bell 麻痺	Bell 麻痺
発症から治療までの日数	Not provided	≦14 days	Not provided	<7 days	≦7 days	≦3 days	Not provided
重症度	Not provided	Not provided	Not provided	Not provided	Not provided	Not provided	Not provided
穿刺後通電	あり	なし	なし	あり	なし	なし	なし
灸併用	なし	なし	なし	なし	なし	なし	なし
実施国	中国	中国	中国	中国	中国	中国	中国
出版言語	中国	中国	中国	中国	中国	中国	中国
フォローアップ期間	Not provided	Not provided	Not provided	2カ月	2週	Not provided	4週

	Ma 2004[12]	Yang 2001[13]	Tong 2009[14]	Liang 2006[15]	岡村 2020[16]	Öksüz 2019[17]	Kwon 2015[18]
患者数	95	60	66	480	40	40	39
年齢	15～48 (range)	15～58 (range)	12～95 (range)	<30(n=89) 30～50 (n=93) >50(n=78)	47.1 (mean)	41.4 (mean)	50.7 (mean)
疾患	Bell麻痺	Bell麻痺	Bell麻痺	Bell麻痺	Bell麻痺	Bell麻痺後遺症	Bell麻痺後遺症
発症から治療までの日数	Not provided	Not provided	0～12 (range)	<7 days (n=230) ≧7 days (n=53)	Not provided	3 months or more	6 months or more
重症度	Not provided	Not provided	HB 3.8 (mean)	HB Ⅰ～Ⅱ (n=126) HB Ⅲ～Ⅵ (n=157)	YS 0～8 (n=29) YS≧10 (n=11)	HB 3.1 (mean)	HB Ⅱ～Ⅲ (n=34) HB Ⅳ～Ⅴ (n=15)
穿刺後通電	なし	なし	なし	なし	なし	あり	なし
灸併用	なし	なし	なし	あり	なし	なし	なし
実施国	中国	中国	中国	中国	日本	トルコ	韓国
出版言語	中国	中国	英語	英語	日本	英語	英語
フォローアップ期間	6週	5週	13週(平均)	4週	6～22カ月	4週	8週

【コメント等】

　既報のSRが複数あるが，それぞれのSRにおける組入論文が異なっており，SRの再現性が著しく低い領域であった。また，Response rateでメタアナリシスが行われている中国語論文[5-13]については，ほとんどページ数が1～2ページであり，RCTの質の評価がすべて既報のSRでunclearであり，RCTであるか判読ができなかった。中国で行われ英語で報告されている論文2本は[14,15]，中国語で発表された論文とくらべてアウトカム判断がブラインドでされているなど質の高いRCTであった。英語で報告されたRCTの方が，効果が小さい（統計学的な有効性を認めず）点から，中国語で発表された論文は，ブラインド化されていない影響，RCTの質が低いことにより効果を過大に見積もっている可能性や，Publication biasの影響が懸念された。なお国内からquasi-RCTの途中経過がFacial Nerve Research Japanに1報報告されており，有効性が示唆されていた[16]。

　後遺症のある患者に対するRCTは韓国とトルコから出版されており[17,18]，ブラインドでのアウトカム評価が実施されるなど質の高いRCTであった。効果は一定みられるが，サンプルサイズが小さいために統合された効果量の95％信頼区間はRisk ratio＝1をまたぐ形であった。

参考文献
1) Chen N, Zhou M, He L, et al. Acupuncture for Bell's palsy. Cochrane Database Syst Rev. 2010；2010(8)：CD002914.
2) Kim JI, Lee MS, Choi TY, et al. Acupuncture for Bell's palsy：a systematic review and meta-analysis. Chin J Integr Med. 2012；18(1)：48-55.
3) Li P, Qiu T, Qin C. Efficacy of Acupuncture for Bell's Palsy：A Systematic Review and Meta-Analysis of Random-

ized Controlled Trials. PLoS One. 2015；10（5）：e0121880.
4）Dimitrova A, Murchison C, Oken B. Acupuncture for the Treatment of Peripheral Neuropathy：A Systematic Review and Meta-Analysis. J Altern Complement Med. 2017；23（3）：164-79.
5）Zhu H-Q, Jiang J, Feng L, et al.［Intractable facial paralysis treated with stellate ganglion block plus electric acupuncture］. Chinese journal of pain medicine［Internet］. 2004；5：［263 p.］.
6）Shao SF WZ, Wang L. Acupuncture treatment combined with Western medicine for peripheral facial nerve paralysis of 58 cases. New Med（Chinese）. 1999；01：16.
7）Yang CD BJ, Zhang ZJ, Song JC. Observations on the efficacy of combined acupuncture and medication for treating in 320 cases of facial paralysis. Sci Tech Info Gansu（Chinese）. 2006；35：240-1.
8）Dai FY, Zhang YY. Acupuncture point-penetrating method combined with the glucocorticoid for bell palsy of 36 cases. Zhejiang J Tradit Chin Med（Chin）. 2009；44：444.
9）Wang LM. Clinical observation on acupuncture combined medicine treatment for acute idiopathic facial paralysis. J Sichuan Tradit Chin Med（Chin）. 2007；25：109-10.
10）Zhu LJ. Observations on the efficacy of combined acupuncture and medication for treating the acute stage of peripheral facial paralysis. Shanghai J Acupunct Moxibust（Chin）. 2006；25：17-8.
11）Li J. Comparison the efficacy between acupuncture and manipulation for Bell's palsy. Chinese Clinical Medicine Research. 2005；11（12）：1715-6.
12）Ma Z. Clinical observations on acupuncture and moxibustion treatment of HIV positive peripheral facial paralysis. Shanghai Journal of Acupuncture and Moxibustion. 2004；23（10）：19-20.
13）Yang Guangyi. Comparison of the eHicacy between acupuncture and therapy apparatus for Bell's palsy. Journal of Clinical Acupuncture and Moxibustion. 2001；17（8）：28-9.
14）Tong FM, Chow SK, Chan PY, et al. A prospective randomised controlled study on efficacies of acupuncture and steroid in treatment of idiopathic peripheral facial paralysis. Acupunct Med. 2009；27：169-73.
15）Liang F, Li Y, Yu S, et al. A multicentral randomized control study on clinical acupuncture treatment of Bell's palsy. J Tradit Chin Med. 2006；26（1）：3-7.
16）岡村由美子，新井寧子，荒牧元，他．置針を併用した顔面神経麻痺の初期治療—続報—. Facial N Res Jpn. 2000；20：123-5.
17）Öksüz CE, Kalaycıoğlu A, Uzun Ö, et al. The Efficacy of Acupuncture in the Treatment of Bell's Palsy Sequelae. J Acupunct Meridian Stud. 2019；12（4）：122-30.
18）Kwon HJ, Choi JY, Lee MS, et al. Acupuncture for the sequelae of Bell's palsy：a randomized controlled trial. Trials. 2015；16：246.

| SR 7-1 | 末梢性顔面神経麻痺に対してリハビリテーション治療は，リハビリテーション治療を行わない場合に比べ，治癒率を向上させるか？ |

【適格基準】

Patient	末梢性顔面神経麻痺患者 性別：指定なし，年齢：指定なし
Intervention	リハビリテーションあり。リハビリテーションは本人または医療者により，運動機能の訓練全般をさし，マッサージ，バイオフィードバックなどを含む。鍼灸を除く。
Control	リハビリテーションなし。 異なるリハビリテーション手法を比較する研究は除外。
Design	ランダム化比較試験［ランダム化は個人または施設単位（クラスターRCT）］。 各群10人以下，または各群の人数が不明のRCT・観察研究は除外する。 出版されていない論文は除外する。

【既存のSRの検索結果（GRADE adaption）】

　関連するCochrane ReviewがあるがBell麻痺のみを対象としており[1]，新規にSRを実施する方向と

した。Cochrane Review の組入論文と，全期間対象でPubMed と医学中央雑誌を対としてSRを実施した。

【検索式/検索結果】

Data source：PubMed（検索日 2021/12/15）

	検索語	Hit数
#1	"Facial Nerve Diseases" [MeSH] or "Facial Paralysis" [MeSH] or "Hemifacial Spasm" [MeSH] or "Herpes Zoster" [MeSH]	41,237
#2	(bell* or facial* or hemifacial* or cranial*) AND (pals* or paralys* or paresi* or spasm*)	33,152
#3	"Hunt" [Title/Abstract]	7,239
#4	("facia*" [Title/Abstract] or "facial" [Title/Abstract]) and ("trauma" [Title/Abstract] or "traum*" [Title/Abstract])	7,817
#5	#1 or #2 or #3 or #4	71,164
#6	"Rehabilitation" [MeSH] or "rehabili*" [All Fields] or "physica*" [All Fields] or "exercise*" [All Fields] or "stretc*" [ALL Fields] or "biofeedba*" [All Fields]	2,281,516
#7	#5 and #6	5,415
#8	Cochrane RCT filter (sensitivity- and precision-maximizing version (2008 revision))	
#9	#7 AND #8	360

Data source：医学中央雑誌Web版（検索日 2021/12/15）

	検索語	Hit数
#1	(顔面神経/TH or 顔面神経/AL) and (創傷と損傷/TH or 外傷/AL) or ([Bell麻痺]/TH OR Bell麻痺) or (帯状疱疹-耳性/TH or ハント症候群/AL or Hunt症候群/AL)	5,094
#2	(ランダム化比較試験/TH or ランダム化比較試験/AL or ランダム/AL)	69,310
#3	#1 and #2	17

Data source：Cochrane CENTRAL（検索日 2021/12/15）

	検索語	Hit数
#1	(All Text：Facial palsy) and (All Text：rehabilitation*)	73
#2	Trials matching "#7", Source：PubMed, Embase, CINAHL	38

【検索結果および組入論文の特徴】

　既存SRにおける組入候補論文が14件，各データベースから合計415件の組入候補論文があり，そのうち9件の論文が適格基準を満たした[2-10]。各論文の特徴は下記の通りであった。なおBeuskensらの報告は1つのRCTを複数の論文として報告しており[9,10]，1本の研究として取り扱った。

組入論文

	Morishima 2020[2]	Monini 2017[3]	Nakamura 2003[4]	Nicastri 2013[5]
ランダム化単位	施設単位	個人単位	個人単位	個人単位
人数（ランダム化）	51	104	27	87
人数（解析人数）	37	104	27	84
脱落率	27.5%	0.0%	0.0%	3.4%
男性割合	51.4%（18/37）	Not provided	48.1（13/27）	50.6%（44/87）
年齢	47.5（mean）	56.5（mean）16～90（range）	43.8（mean）17～67（range）	51.3（mean）15～70（range）
対象疾患 　Bell麻痺 　Hunt症候群 　外傷性麻痺	75.7%（28/37）24.3%（9/37）0.0%	100.0%（94/94）0.0%0.0%	37.0%（10/27）63.0（17/27）0.0%	100.0%（87/87）0.0%0.0%
リハビリテーション 　時期（病態） 　開始時期（発症後） 　内容 　頻度	後遺症出現前2カ月以内個別的筋力強化訓練 1日30分以上	後遺症出現前発症2週間以内Kabatリハビリテーション 週2回通院	後遺症出現前Not providedミラーバイオフィードバック 1日30分	後遺症出現前10日後頃神経筋再教育に基づく理学療法 1日60分程度

	Cai 2010[6]	Wen 2004[7]	Beurskens 2003-2006[8-10]
ランダム化単位	個人単位	個人単位	個人単位
人数（ランダム化）	92	145	50
人数（解析人数）	92（241枝）	145	50
脱落率	0.0%	0.0%	0.0%
男性割合	52.2%（48/92）	58.6%（85/145）	42.0%（21/50）
年齢	43（mean）11～74（range）	45（mean）7～74（range）	44（mean）20～73（range）
対象疾患 　Bell麻痺 　Hunt症候群 　外傷性麻痺	Not providedNot providedNot provided	100.0%（145/145）0.0%0.0%	68.0%（34/50）10.0%（5/50）8.0%（4/50）
リハビリテーション 　時期（病態） 　開始時期（発症後） 　内容 　頻度	後遺症出現前2週間後顔面筋力訓練1日2～4回	後遺症出現前早期（薬物治療と同時）顔面筋力訓練1日20分	後遺症出現前9カ月後以降マイム療法週1回45分

【コメント等】

　リハビリテーションの手法は様々な報告があり，7つのRCTが適格基準を満たした。薬物治療と比べ治療法の標準化が難しいためか単施設の小規模なRCTが多かった。効果量推定のための大規模な研究が今後期待される。また今回は組み入れの対象としなかったが，異なるリハビリを比較したRCTもあり，ネットワークメタアナリシスを含めた最適なリハビリについての検討も今後必要になると思われる。

参考文献

1) Teixeira LJ, Valbuza JS, Prado GF. Physical therapy for Bell's palsy (idiopathic facial paralysis). Cochrane Database Syst Rev. 2011；(12)：CD006283.

2) Morishima N, Kamiya T, Naito Y, et al. Effect of muscle strengthening on peripheral facial palsy：A randomized controlled trial. Phys Ther Res. 2020；23 (1)：59-65.

3) Monini S, Buffoni A, Romeo M, et al. Kabat rehabilitation for Bell's palsy in the elderly. Acta Otolaryngol. 2017；137 (6)：646-50.

4) Nakamura K, Toda N, Sakamaki K, et al. Biofeedback rehabilitation for prevention of synkinesis after facial palsy. Otolaryngol Head Neck Surg. 2003；128 (4)：539-43.

5) Nicastri M, Mancini P, De Seta D, et al. Efficacy of early physical therapy in severe Bell's palsy：a randomized controlled trial. Neurorehabil Neural Repair. 2013；27 (6)：542-51.

6) Cai ZG, Shi XJ, Lu XG, , et al.Efficacy of functional training of the facial muscles for treatment of incomplete peripheral facial nerve injury. Chin J Dent Res. 2010；13 (1)：37-43.

7) Wen C-M, Zhang B-C. Effect of rehabilitation training at different degree in the treatment of idiopathic facial palsy：a randomized controlled comparison. Chinese Journal of Clinical Rehabilitation. 2004；8 (13)：2446-7.

8) Beurskens CH, Heymans PG. Mime therapy improves facial symmetry in people with long-term facial nerve paresis：a randomised controlled trial. Aust J Physiother. 2006；52 (3)：177-83.

9) Beurskens CH, Heymans PG. Positive effects of mime therapy on sequelae of facial paralysis：stiffness, lip mobility, and social and physical aspects of facial disability. Otol Neurotol. 2003；24 (4)：677-81.

10) Beurskens CH, Heymans PG, Oostendorp RA. Stability of benefits of mime therapy in sequelae of facial nerve paresis during a 1-year period. Otol Neurotol. 2006；27 (7)：1037-42.

SR 8-1	顔面神経麻痺後遺症（病的共同運動，顔面拘縮）にボツリヌス毒素の投与は治癒率が向上するか？

【適格基準】

Patient	顔面神経麻痺（Bell麻痺，Hunt症候群，外傷性麻痺）罹患後の後遺症患者。 性別：指定なし，年齢：指定なし
Intervention	ボツリヌス毒素投与
Control	無治療，プラセボ
Design	ランダム化比較試験［ランダム化は個人または施設単位（クラスターRCT）］。 各群の人数が不明のRCT・観察研究は除外する。

【既存のSRの検索結果（GRADE adaption）】

　ボツリヌス毒素の効果を評価したSRがあり[1]，また顔面痙攣を対象としたCochrane Reviewがあった[2]。既存のSRをアップデートする形で文献検索を行い，また既存SRの組入論文およびCochrane ReviewのFull screeningの対象になった論文について組み入れとなるかスクリーニングを行い，SRを実施した。

【検索式/検索結果】

Data source：PubMed（検索日2021/8/12）

	検索語	Hit数
#1	"Facial Nerve Diseases" [MeSH] or "Facial Paralysis" [MeSH] or "Hemifacial Spasm" [MeSH] or "Herpes Zoster" [MeSH]	40,597
#2	(bell* or facial* or hemifacial* or cranial*) and (pals* or paralys* or paresi* or spasm*)	32,650
#3	"Hunt"	33,124
#4	#1 or #2 or #3	89,655
#5	"Botulinum Toxins" [Mesh]	17,040
#6	botox or botulinu*	25,237
#7	#5 or #6	25,237
#8	#4 and #7	1,352
#9	Cochrane RCT filter (sensitivity-maximizing 2008 version)	
#10	#8 AND #9	813
#11	#8 AND #9 Filters：from 2015 – 2021	223

Data source：医学中央雑誌Web版（検索日2021/8/16）

	検索語	Hit数
#1	（"Botulinum Toxin Type A"/TH) or (ボツリヌス/AL)	5,748
#2	(ランダム化比較試験/TH or ランダム化比較試験/AL)	64,631
#3	#1 AND #2	88

【検索結果および組入論文の特徴】

　既存SRにおける組入候補論文が11件，各データベースから311件あり，そのうち3件の論文が適格基準を満たした。各論文の特徴は下記の通りであった。

組入論文

	Borodic 2005[3]	Pourmomeny 2015[4]	Monini 2011[5]
ランダム化単位	Individual	Individual	Individual
人数	30	34	20
男性割合	49.5%	17.6% (6/34)	40.0%
平均年齢 （範囲）	56.7	37.6	18〜67 (range)
治療時期	発症後6カ月以降	発症後6カ月以降 （平均罹病期間4年）	発症後2年以降
重症度	SPGS 4.25	FGS 55.8	HB Ⅱ (n=15名) HB Ⅲ (n=5名)

（続き）	Borodic 2005[3]	Pourmomeny 2015[4]	Monini 2011[5]
対照群	Placebo（生理食塩水）	Placebo（生理食塩水）	No treatment
併存治療	Kabat physical rehabilitation	Electromyography biofeed-back	Nowadays NeuroMuscular Retraining Therapy
対象疾患	顔面不随意運動	病的共同運動	病的共同運動
原疾患（内訳） 　Bell麻痺 　Hunt症候群 　聴神経腫瘍術後 　その他	66.6% 13.3% 13.3% 6.7%	100.0% 0.0% 0.0% 0.0%	10.0% 20.0% 65.0% 5.0%

Synkinesis Physician Grading Scale：SPGS　0点（Not present）〜6点（Very severe）
Facial Grading System：FGS　100点満点のFGSスコア（0, complete palsy〜100, normal）で評価
House Brackmann scale：HB

【コメント等】

　既存のSR以降に新たなRCTは出版されていなかった。前後比較の論文は複数ありSRにも含まれていたが，プラセボ・無治療を比較としたRCTは小規模の3件のみであり，エビデンスの質はLow〜Very lowであった。

参考文献

1) Cooper L, Lui M, Nduka C. Botulinum toxin treatment for facial palsy：A systematic review. J Plast Reconstr Aesthet Surg. 2017；70（6）：833-41.
2) Duarte GS, Rodrigues FB, Castelão M, et al. Botulinum toxin type A therapy for hemifacial spasm. Cochrane Database Syst Rev. 2020；11（11）：CD004899.
3) Borodic G, Bartley M, Slattery W, et al. Botulinum toxin for aberrant facial nerve regeneration：double-blind, placebo-controlled trial using subjective endpoints. Plast Reconstr Surg. 2005；116（1）：36-43.
4) Pourmomeny AA, Asadi S, Cheatsaz A. Management of Facial Synkinesis with a Combination of BTX-A and Biofeedback：A Randomized Trial. Iran J Otorhinolaryngol. 2015；27（83）：409-15.
5) Monini S, De Carlo A, Biagini M, et al. Combined protocol for treatment of secondary effects from facial nerve palsy. Acta Otolaryngol. 2011；131（8）：882-6.

SR 9-1	末梢性顔面神経麻痺に星状神経節ブロックは，星状神経節ブロックを行わない場合に比べ，治癒率を向上させるか？

【適格基準】

Patient	顔面神経麻痺（Bell麻痺，Hunt症候群，外傷性麻痺）患者 性別：指定なし，年齢：指定なし
Intervention	星状神経節ブロック
Control	無治療，プラセボ
Design	ランダム化比較試験［ランダム化は個人または施設単位（クラスターRCT）］。 各群の人数が不明のRCT・観察研究は除外する。

【コメント等】

　星状神経節ブロックに関するSRはなく，またRCTも見つからず，メタアナリシスは実施しなかった。

SR 10-1	末梢性・非回復性顔面神経麻痺に形成外科的手術は有効か？

【適格基準】

Patient	顔面神経麻痺（Bell麻痺，Hunt症候群，外傷性麻痺）罹患後の後遺症患者，establishedの状態。 性別：指定なし，年齢：指定なし　10例以上の症例集積報告
Intervention	外科的治療（遊離筋肉移植，神経移植，神経移行，筋膜移植，静的再建など）
Control	術前スコア
Design	症例集積研究，術前との比較が適切に行われている（術後12カ月以上のフォローアップ，広く用いられている評価法もしくは適切と認められる評価法。定量評価であればなお良い）。

【既存のSRの検索結果（GRADE adaption）】

　遊離薄筋移植の効果を評価したSRがあった[1]。既存のSRをアップデートする形で文献検索を行い，また既存SRの組入論文およびCochrane ReviewのFull screeningの対象になった論文について，組み入れとなるかスクリーニングを行い，SRを実施した。

【検索式/検索結果】

Data source：PubMed（検索日2022/5/10）

	検索語	Hit数
#1	"facial"[All Fields] AND （"paralysis"[All Fields] OR "palsy"[All Fields]）	20,328
#2	"reanimat*"[All Fields] OR （"static*"[All Fields] AND "reconstruct*"[All Fields]） OR （"nerve"[All Fields] AND "transfer"[All Fields]）	48,456
#3	#1 and #2	1,191
#4	#3 Filters：from 2011 - 2022	699

Data source：医学中央雑誌Web版（検索日2021/8/16）

	検索語	Hit数
#1	顔面神経麻痺（（顔面麻痺/TH or 顔面神経麻痺/AL））	7,170
#2	顔面神経麻痺再建（顔面神経麻痺再建/AL）	29

【検索結果および組入論文の特徴】

　既存SRにおける引用文献64件，各データベースから728件の組入候補論文があり，そのうち6件の論文が適格基準を満たした。各論文の特徴は下記の通りであった。

組入論文

	Bhama 2014[2]	Hontanilla 2013[3]	Bianchi 2016[4]	Hontanilla 2018[5]	Panciera 2017[6]	Terzis 2008[7]
患者数	124	47	42	28	11	58
年齢	35 (mean) 6〜80 (range)	41.2 (mean)	33.5 (mean) 5〜51 (range)	33.1 (mean) 16〜58 (range)	56.2 (mean) 19〜80 (range)	67 (mean) 50〜77 (range)
男性割合	42%	40%	47.6%	28.6%	54.5%	30%
術式	遊離薄筋弁移植（健側顔面神経または患側咬筋神経）	遊離薄筋弁移植（健側顔面神経または患側咬筋神経）	遊離薄筋弁移植（健側顔面神経）	健側への交叉神経移植または咬筋神経移行	Lengthening Temporalis Myoplasty（島状側頭筋移行）	腱移植，ゴールドプレート，eye spring
評価法	FACE-Gram	Photograph, video, 筋電図, FACIAL CLIMA	QOL Facial Disability Index (FDI) questionnaires	FACIAL CLIMA	SMILE system, Facial Disability Index Questionnaire	The width of Scleral Show, Lagophthalmos
平均観察期間（範囲）	18カ月	35.4カ月 (3.6〜6.4カ月)	12カ月 (5〜18カ月)	31カ月 (24〜47カ月)	31.8カ月 (6〜59カ月)	42.5カ月 (8〜408カ月)
合併症	動き認めず 14例		8例で修正術		1例鼻唇溝部の瘢痕にて修正術	

【コメント等】

　組み入れられた論文においてもBell麻痺，Hunt症候群，外傷性麻痺以外に先天性麻痺の患者なども含まれた。また論文により評価法が異なっており，メタアナリシスは実施しなかった。

参考文献

1) Roy M, Corkum JP, Shah PS, et al. Effectiveness and safety of the use of gracilis muscle for dynamic smile restoration in facial paralysis : A systematic review and meta-analysis. J Plast Reconstr Aesthet Surg. 2019 ; 72 (8) : 1254-64.

2) Bhama PK, Weinberg JS, Lindsay RW, et al. Objective outcomes analysis following microvascular gracilis transfer for facial reanimation : a review of 10 years' experience. JAMA Facial Plast Surg. 2014 ; 16 (2) : 85-92.

3) Hontanilla B, Marré D, Cabello Á. Facial reanimation with gracilis muscle transfer neurotized to cross-facial nerve graft versus masseteric nerve : a comparative study using the FACIAL CLIMA evaluating system. Plast Reconstr Surg. 2013 ; 131 (6) : 1241-52.

4) Bianchi B, Ferri A, Poddi V, et al. Facial animation with gracilis muscle transplant reinnervated via cross-face graft : Does it change patients' quality of life? J Craniomaxillofac Surg. 2016 ; 44 (8) : 934-9.

5) Hontanilla B, Olivas J, Cabello Á, et al. Cross-Face Nerve Grafting versus Masseteric-to-Facial Nerve Transposition for Reanimation of Incomplete Facial Paralysis : A Comparative Study Using the FACIAL CLIMA Evaluating System. Plast Reconstr Surg. 2018 ; 142 (2) : 179e-91e.

6) Panciera DT, Sampieri C, Deganello A, Danesi G. Lengthening Temporalis Myoplasty : Objective Outcomes and Site-Specific Quality-of-Life Assessment. Otolaryngol Head Neck Surg. 2017 Dec ; 157 (6) : 966-72.

7) Terzis J, Kyere S. Minitendon Graft Transfer for Suspension of the Paralyzed Lower Eyelid : Our Experience. Plast Reconstr Surg. 2008 ; 121 (4) : 1206-16.

Ⅳ

SR 10-2	顔面神経麻痺後遺症（病的共同運動，顔面拘縮）に形成外科的手術は有効か？

【適格基準】

Patient	顔面神経麻痺（Bell麻痺，Hunt症候群，外傷性麻痺）罹患後の後遺症患者，establishedの状態。性別：指定なし，年齢：指定なし　10例以上の症例集積報告
Intervention	外科的治療（選択的筋・神経切断，神経移植，遊離筋肉移植など）
Control	術前スコア
Design	症例集積研究，術前との比較が適切に行われている（術後12カ月以上のフォローアップ，広く用いられている評価法もしくは適切と認められる評価法。定量評価であればなお良い）。

【既存のSRの検索結果（GRADE adaption）】

　形成外科的手術の効果を評価したSRがあった[1]。既存のSRをアップデートする形で文献検索を行い，また既存SRの組入論文およびCochrane ReviewのFull screeningの対象になった論文について，組み入れとなるかスクリーニングを行い，SRを実施した。

【検索式/検索結果】

Data source：PubMed（検索日2020/5/10）

	検索語	Hit数
#1	"facial paralysis" [All Fields] AND ("paralysis" [All Fields] OR "palsy" [All Fields])	14,634
#2	"synkinesis" [All Fields]"	20,158
#3	#1 and #2	342
#4	"surgical procedures, operative" [MeSH Terms] or "surg*" [All Fields]"	5,874,961
#5	#3 and #4	234
#6	#5 Filters：from 2011 - 2022	168

【検索結果および組入論文の特徴】

　既存SRにおける引用文献40件，各データベースから168件の組入候補論文があり，そのうち6件の論文が適格基準を満たした。各論文の特徴は下記の通りであった。

組入論文

	Azizzadeh 2019[1]	Chuang 2015[2]	van Veen 2018[3]	Biglioli 2017[4]	Yoshioka 2015[5]	Zhang 2010[6]
患者数	63	70	10	18	11	11
年齢	44.7 (mean)	30 (mean) 5〜72 (range)	52 (mean) 36〜58 (range)	32.7 (mean) 12〜47 (range)	67 (mean) 50〜77 (range)	28 (mean) 6〜65 (range)
男性割合	16.9%	38.6%	20%	33.3%	27.3%	45.5%
術式	選択的神経切除	筋, 神経切除＋遊離筋肉移植	選択的神経切除	咬筋神経移行＋CFNG	選択的神経筋切除	CFNG
評価法	HB eFACE	Smiling Score, Synkinesis grading system, 患者満足度	瞼裂比 (At rest, Smile)	Modified HB	Sunnybrook	(Sunnybrook) Toronto Facial Grading System
観察期間	平均1.0年	最低1年	平均4.4年	最低1年	平均3.1年	
合併症	血腫3 漿液腫1			一時的な筋力低下	兎眼 (1)	

IV

参考文献

1) Azizzadeh B, Irvine LE, Diels J, et al. Modified Selective Neurectomy for the Treatment of Post-Facial Paralysis Synkinesis. Plast Reconstr Surg. 2019；143 (5)：1483-96.

2) Chuang DC, Chang TN, Lu JC. Postparalysis facial synkinesis：clinical classification and surgical strategies. Plast Reconstr Surg Glob Open. 2015；3 (3)：e320.

3) van Veen MM, Dusseldorp JR, Hadlock TA. Long-term outcome of selective neurectomy for refractory periocular synkinesis. Laryngoscope. 2018；128 (10)：2291-5.

4) Biglioli F, Kutanovaite O, Rabbiosi D, et al. Surgical treatment of synkinesis between smiling and eyelid closure. J Craniomaxillofac Surg. 2017；45 (12)：1996-2001.

5) Yoshioka N. Selective orbicularis neuromyectomy for postparetic periocular synkinesis. J Plast Reconstr Aesthet Surg. 2015；68 (11)：1510-5.

6) Zhang B, Yang C, Wang W, Li W. Repair of ocular-oral synkinesis of postfacial paralysis using cross-facial nerve grafting. J Reconstr Microsurg. 2010；26 (6)：375-80.

索　引

顔面神経麻痺診療ガイドライン 2023年版

2011 年 3 月 30 日　第 1 版 (2011 年版) 発行
2023 年 5 月 20 日　第 2 版 (2023 年版) 第 1 刷発行

編　者　日本顔面神経学会

発行者　福村　直樹

発行所　金原出版株式会社

〒 113-0034　東京都文京区湯島 2-31-14

電話　編集 (03) 3811-7162

　　　営業 (03) 3811-7184

FAX　　(03) 3813-0288　　　Ⓒ 日本顔面神経学会, 2011, 2023

振替口座　00120-4-151494　　　　　　検印省略

http://www. kanehara-shuppan.co.jp/　　　*Printed in Japan*

ISBN 978-4-307-37135-3　　　　　印刷・製本／真興社

WEB アンケートにご協力ください

読者アンケート(所要時間約3分)にご協力いただいた方の中から
抽選で毎月10名の方に図書カード1,000円分を贈呈いたします。

アンケート回答はこちらから ➡

https://forms.gle/U6Pa7JzJGfrvaDof8